JN035386

推奨クラス分類

クラスI	手技・治療が有効・有用であるというエビデンスがある，あるいは見解が広く一致している．
クラスIIa	エビデンス・見解から有効・有用である可能性が高い．
クラスIIb	エビデンス・見解から有効性・有用性がそれほど確立されていない．
クラスIII No benefit	手技・治療が有効・有用でないとのエビデンスがある，あるいは見解が広く一致している．
クラスIII Harm	手技・治療が有害であるとのエビデンスがある，あるいは見解が広く一致している．

エビデンスレベル

レベルA	複数のランダム化介入臨床試験またはメタ解析で実証されたもの．
レベルB	単一のランダム化介入臨床試験またはランダム化介入でない大規模な臨床試験で実証されたもの．
レベルC	専門家および／または小規模臨床試験（後ろ向き試験および登録を含む）で意見が一致したもの．

　本ガイドラインにおける推奨クラスとエビデンスレベルは，これまで公表された論文に基づいて執筆者が判断し，最終的には班員および外部評価委員の査読により決定して，従来の方法を踏襲して記載した．わが国の循環器領域では従来の推奨クラス分類とエビデンスレベルが広く普及しており，海外のエビデンスレベルとの整合性もとりやすい．

　日本医療機能評価機構が運営する医療情報サービス事業Minds（マインズ）では，『Minds診療ガイドライン作成の手引き2007』において推奨グレードとエビデンス分類として異なる記載を行っている[1]．従来のガイドラインにおけるエビデンスレベルの表記では，ランダム化介入臨床試験の結果は登録研究よりエビデンスレベルが高いという考えを基本としているのに対し，Mindsのエビデンス分類は，エビデンスのもととなった試験や研究の種類を示したものであり，これらの表記内容は同一ではない．また，『Minds診療ガイドライン作成マニュアル2017』では，診療ガイドライン作成にあたって「ガイドライン統括委員会」「ガイドライン作成グループ」「システマティックレビューチーム（SRチーム）」という三層構造の担当組織を作ることを推奨し

Minds 推奨グレード

グレード A	強い科学的根拠があり，行うよう強く勧められる．
グレード B	科学的根拠があり，行うよう勧められる．
グレード C1	科学的根拠はないが，行うよう勧められる．
グレード C2	科学的根拠はなく，行わないよう勧められる．
グレード D	無効性あるいは害を示す科学的根拠があり，行わないよう勧められる．

推奨グレードはエビデンスのレベル・数と結論のばらつき，臨床的有効性の大きさ，臨床上の適用性，害やコストに関するエビデンスなどから総合的に判断される．
（Minds 診療ガイドライン選定部会．2007．p. 16 [1]）より）

Minds エビデンス分類
（治療に関する論文のエビデンスレベルの分類）

I	システマティックレビュー/ランダム化比較試験のメタ解析
II	ランダム化比較試験
III	非ランダム化比較試験
IVa	分析疫学的研究（コホート研究）
IVb	分析疫学的研究（症例対照研究，横断研究）
V	記述研究（症例報告やケースシリーズ）
VI	患者データに基づかない，専門委員会や専門家個人の意見

（Minds 診療ガイドライン選定部会．2007．p. 15 [1]）より改変）

ている [2] が，本ガイドライン作成にあたってはこれまでの方式どおり，班員と協力員に執筆を依頼し，班会議を経て，外部評価委員や外部評価団体に査読を依頼した．

したがって，本ガイドラインにおける Minds 推奨グレードと Minds エビデンス分類は，あくまでも参考として記載したものである．

はじめに

　日本循環器学会と日本心臓リハビリテーション学会は合同で「2021年改訂版 心血管疾患におけるリハビリテーションに関するガイドライン」を，関連する多くの学会の協力を得て作成し，日本循環器学会のウェブサイトで公表しました．本ポケット版はそのオリジナル版ガイドラインから，主要な図表を中心にエッセンスを抽出してまとめたものです．オリジナル版の推奨表は本ポケット版にもすべてそのまま収録しましたので，多忙な日常診療での実践的な指針として活用していただければ幸いです．より詳しい情報や解説，リハビリテーションプログラムの具体例，推奨の根拠となったエビデンスなどについては，オリジナル版を参照してください．

2021年改訂版 心血管疾患における
リハビリテーションに関するガイドライン 合同研究班
班長　牧田　茂

日本循環器学会 / 日本心臓リハビリテーション学会合同ガイドライン

ポケット版 2021年改訂版
心血管疾患における
リハビリテーションに関する
ガイドライン

JCS/JACR 2021 Guideline on Rehabilitation in Patients
with Cardiovascular Disease

合同研究班参加学会

日本循環器学会	日本心臓リハビリテーション学会
日本冠疾患学会	日本胸部外科学会　日本循環器看護学会
日本小児循環器学会	日本心臓病学会　日本心不全学会
日本病態栄養学会	日本不整脈心電学会　日本理学療法士協会
日本臨床スポーツ医学会	

班長

牧 田　 茂	埼玉医科大学国際医療センター　心臓リハビリテーション科
安　隆 則	獨協医科大学日光医療センター　心臓・血管・腎臓内科（副班長）

班員

明 石 嘉 浩	聖マリアンナ医科大学　循環器内科
安 達　 仁	群馬県立心臓血管センター　循環器内科
井 澤 英 夫	藤田医科大学医学部　循環器内科学
石 原 俊 一	文教大学人間学部　心理学科
礒　 良 崇	昭和大学藤が丘病院　循環器内科
大 内 秀 雄	国立循環器病研究センター　小児科
大 宮 一 人	島津メディカルクリニック
大 屋 祐 輔	琉球大学大学院医学研究科　循環器・腎臓・神経内科学
沖 田 孝 一	北翔大学大学院生涯スポーツ学研究科
木 村　 穣	関西医科大学附属病院　健康科学科
小 池　 朗	筑波大学医学医療系　循環器内科学 / 医療科学
上 月 正 博	東北大学大学院医学系研究科　内部障害学
木 庭 新 治	昭和大学医学部　循環器内科学
佐 田 政 隆	徳島大学大学院医歯薬学研究部　循環器内科学
島 田 和 典	順天堂大学医学部　循環器内科学

下 川 智 樹　　帝京大学医学部　心臓血管外科
白 石 裕 一　　京都府立医科大学　循環器腎臓内科
住 友 直 方　　埼玉医科大学国際医療センター　小児心臓科
高 橋 哲 也　　順天堂大学保健医療学部　理学療法学科
田 倉 智 之　　東京大学大学院医学系研究科　医療経済政策学
筒 井 裕 之　　九州大学大学院医学研究院　循環器内科学
長 山 雅 俊　　榊原記念病院　循環器内科
長谷川恵美子　聖学院大学心理福祉学部　心理福祉学科
福 本 義 弘　　久留米大学医学部　心臓・血管内科
古 川　　裕　　神戸市立医療センター中央市民病院　循環器内科
三 浦 伸一郎　　福岡大学医学部　心臓・血管内科学
安 田　　聡　　東北大学大学院医学研究科　循環器内科学
山 田 純 生　　名古屋大学大学院医学系研究科　総合保健学
山 田 祐一郎　　関西電力病院　糖尿病・内分泌代謝センター
弓 野　　大　　ゆみのハートクリニック
吉 田 俊 子　　聖路加国際大学看護学部

協力員

足 立 拓 史　　名古屋大学大学院医学系研究科　総合保健学
池 亀 俊 美　　榊原記念病院　看護部
井 澤 和 大　　神戸大学大学院保健学研究科　医学部保健学科
石 田 岳 史　　さいたま市民医療センター　内科
小 笹 寧 子　　京都大学医学部附属病院　循環器内科
長 田 尚 彦　　聖マリアンナ医科大学東横病院　健康診断センター
小 幡 裕 明　　新潟南病院　内科・リハビリテーション科
角 谷 尚 哉　　株式会社 Health Link
笠 原 酉 介　　聖マリアンナ医科大学横浜市西部病院　リハビリテーション部
加 藤 雅 明　　森之宮病院　心臓血管外科
神 谷 健太郎　　北里大学医療衛生学部　理学療法学
絹 川 真太郎　　九州大学大学院医学研究院　循環器病態治療
河 野 裕 治　　藤田医科大学病院　リハビリテーション部
小 林 康 之　　群馬県立心臓血管センター　技術部検査課
小 山 照 幸　　亀田総合病院　リハビリテーション科
佐 瀬 一 洋　　順天堂大学大学院医学研究科　臨床薬理学
佐 藤 真 治　　帝京平成大学健康メディカル学部　理学療法学科
柴 田 龍 宏　　久留米大学医学部　心臓・血管内科
鈴 木 規 雄　　聖マリアンナ医科大学　循環器内科
玉 木 大 輔　　昭和大学藤が丘病院　栄養科
東 條 美奈子　　北里大学医療衛生学部　リハビリテーション学科

中 西 道 郎	国立循環器病研究センター　心臓血管内科
中 根 英 策	北野病院　循環器内科
西 﨑 真 里	国立病院機構岡山医療センター　リハビリテーション科
肥 後 太 基	九州大学大学院医学研究院　循環器内科学
藤 見 幹 太	福岡大学病院　リハビリテーション部
本 多 祐	兵庫県立姫路循環器病センター　心臓血管外科
松 本 泰 治	国際医療福祉大学塩谷病院　循環器内科
松 元 紀 子	聖路加国際病院　栄養科
宮 脇 郁 子	神戸大学大学院保健学研究科　療養支援看護学
村 田 誠	群馬県立心臓血管センター　循環器内科
八 木 秀 介	徳島大学大学院医歯薬学研究部　循環器内科学
簗 瀬 正 伸	国立循環器病研究センター　移植医療部
山 田 緑	共立女子大学看護学部
横 山 美 帆	順天堂大学大学院医学研究科　循環器内科学
渡 辺 徳	長野県厚生連北信総合病院　循環器内科

外部評価委員

伊 東 春 樹	榊原記念病院
木 村 剛	京都大学大学院医学研究科　循環器内科学
許 俊 鋭	東京都健康長寿医療センター
後 藤 葉 一	公立八鹿病院
野 原 隆 司	枚方公済病院
平 田 健 一	神戸大学大学院医学研究科　循環器内科学

（五十音順，構成員の所属は 2021 年 3 月現在）

班構成員の利益相反（COI）についてはオリジナル版に記載した．
https://www.j-circ.or.jp/cms/wp-content/uploads/2021/03/JCS2021_Makita.pdf

　　診療ガイドラインは医師が実地診療において疾患を診断，治療するうえでの指針であり，最終的な判断は患者さんの病態を把握したうえで主治医が下すべきである．仮にガイドラインに従わない診断や治療が選択されたとしても，個々の患者さんの状況を考慮した主治医の判断が優先されるべきであり，実際の臨床の現場では，診療ガイドラインを遵守しつつも，主治医が個々の患者さんに特有な臨床的背景や社会的状況を十分考慮したうえで判断を下すことのほうが重要である．

目次

第1章　定義，構成要素，時期的区分

1.
定義

　日本心臓リハビリテーション学会では「心臓リハビリテーション」を次のように定義している[3]．「心臓リハビリテーションとは，心血管疾患患者の身体的・心理的・社会的・職業的状態を改善し，基礎にある動脈硬化や心不全の病態の進行を抑制または軽減し，再発・再入院・死亡を減少させ，快適で活動的な生活を実現することをめざして，個々の患者の「医学的評価・運動処方に基づく運動療法・冠危険因子是正・患者教育およびカウンセリング・最適薬物治療」を多職種チームが協調して実践する長期にわたる多面的・包括的プログラムをさす」．

　以下の本文中では原則として「リハビリテーション」を「リハ」，「心臓リハビリテーション」を「心リハ」と，それぞれ略す．

2.
構成要素

　心リハの構成要素は，①患者の病態・重症度に関する医学的評価，②医学的評価に基づく運動処方と運動トレーニング，③冠危険因子の改善と患者教育，④心理社会的因子と復職就労に関するカウンセリング，⑤疾病管理である．心リハの目的として「再入院防止・フレイル予防・抑うつ改善」も重要である．

　疾病管理プログラムは多職種の医療チームによる，①診療ガイドラインに基づく標準的医療の提供，②患者教育・生活指導・動機付けによる自己管理（セルフケア）の徹底，③電話や訪問でのモニタリングによる病状増悪の早期発見などの介入であり，これらによる心不全の再入院抑制や生命予後の改善が報告されている．

3.
時期的区分

　心リハは包括的かつ長期の介入プログラムであるため，離床や社会復帰などのリハの形態（監視レベル）や内容により時期的に分類すべきと考えられ，発症（手術）当日から離床までの「急性期（第I相 phase I）」，離床後の「回復期（第II相 phase II）」（前期回復期，後期回復期），社会復帰以後に生涯を通じて行われる「維持期（第III相 phase III）」に分類されている（**図1**）[4]．

　心リハは，運動療法のみならず再発予防のための生活指導や冠危険因子の是正が体系的に実施される，急性期から慢性期までの包括的疾病管理プログラムとして期待されている．

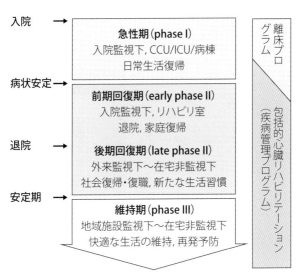

図1　心臓リハビリテーションの時期的区分
（Izawa H, et al. 2019 [4]より改変）

第2章 身体活動能力の評価

1.
定義と評価法

表1 心臓リハビリテーションにおける身体活動能力と
身体機能の評価の推奨とエビデンスレベル

	推奨クラス	エビデンスレベル	Minds推奨グレード	Mindsエビデンス分類
筋力の評価				
筋力低下が予測される場合は筋力評価を考慮する.	IIa	B	B	IVb
下肢機能の総合評価				
フレイルが想定される患者に対して Short Physical Performance Battery（SPPB）の評価を考慮する.	IIa	B	B	IVa
運動耐容能評価				
心肺運動負荷試験を行えない場合は6分間歩行試験を考慮する.	IIa	B	B	II
シャトルウォーキング試験を考慮してもよい.	IIb	B	C1	II
運動負荷試験（心肺運動負荷試験以外）を考慮してもよい.	IIb	B	C1	III

	推奨クラス	エビデンスレベル	Minds推奨グレード	Mindsエビデンス分類
バランス機能評価				
フレイルが疑われ転倒リスクがある患者に片脚立位試験，Functional Reach 試験，Timed Up and Go 試験を考慮してもよい．	IIb	B	C1	III

　「身体活動能力」は最大運動能力，運動能，運動耐容能とはほぼ同義であり，心血管系が運動筋に酸素を運搬することができる最大の能力と，骨格筋が酸素を利用する最大の能力の，両者によって規定される．

　特に心疾患患者においては最高酸素摂取量（peak $\dot{V}O_2$）が運動耐容能，生命予後の指標として汎用される．peak $\dot{V}O_2$ は運動に動員される筋量が多いほど，すなわち体格が大きいほど高値となるため，体重で補正して表す（mL/min/kgで表記）のが一般的である．

　「MET」は「metabolic equivalent」（代謝当量/代謝率）の略で，運動の強度を表す簡便な指標として臨床の現場でしばしば用いられる（複数形のMETsも頻用されるが，本ガイドラインでは単位記号として単数形とした）．1 METは安静時の酸素摂取量（$\dot{V}O_2$）とされ，「体重1 kgあたり3.5 mL/minの $\dot{V}O_2$」と定義されている．

　身体機能の測定には多くの方法が存在する．心リハの現場で汎用される主なものを**表2**に示す．

表2　各種身体機能評価法・指標の特徴

評価法・指標	特徴・利点・欠点
身体活動能力に基づいた分類	
NYHA心機能分類	運動耐容能，予後との関連が強く，日常臨床で汎用され，簡便で有用性が高い．分類が大まかで，細かい症状の変化が反映されにくい．客観性に乏しい．
SAS (Specific Activity Scale)	NYHA心機能分類を補完する目的で作成され，症状発現時の酸素摂取量をMETで定量化した．NYHA心機能分類II度の評価に適する．
筋力・筋量の評価	
膝伸展筋力測定	歩行やADLに直接影響するため，現在の筋力水準を評価することが重要．レジスタンストレーニングの効果判定にも有用．
下肢筋肉量測定	サルコペニア，フレイルのスクリーニングが可能．二重エネルギーX線吸収測定法（DXA），生体インピーダンス法（BIA），MRIやCTなど多くの測定方法があり，それぞれの特性を理解して行う必要がある．異なる測定方法での比較は困難．
握力	比較的簡便な機器で測定可能で，大規模臨床試験でも予後を推定する因子としての有用性が報告された．わが国のサルコペニア，フレイルの診断基準にも含まれている．
包括的下肢機能評価法	
SPPB (Short Physical Performance Battery)	特にフレイル状態かそのリスクがあると予想される高齢者の包括的下肢機能の評価が可能．生命予後や，今後数年で歩行不能になるなどのADLの予測能に優れ，臨床の現場で汎用されている．3つの異なる測定を行うためやや煩雑．

評価法・指標	特徴・利点・欠点
歩行テスト	
歩行速度	歩行という生理的な運動で，特別な機器などを必要としない．心疾患患者や高齢者は快適歩行速度を用いることが多く，サルコペニア，フレイルの基準としても用いられる．
バランス能力（身体活動の安定性を評価するために重要な検査）	
片脚立位時間	通常は開眼で行い，運動器不安定症の診断に用いられる．簡便で有用性が高い．
Functional Reach 試験	高齢者における転倒リスクのスクリーニングとしても有用．
Timed Up and Go 試験	運動器不安定症の評価に用いられ，転倒のリスク評価や，簡易的にフレイルのスクリーニングにも用いられる．
運動耐容能評価法	
6分間歩行試験	6分間歩行距離（6MWD）を測定する最大運動負荷試験．方法については米国胸部学会から詳細なステートメントが出されている．心肺運動負荷試験で求めた peak $\dot{V}O_2$ との相関が高く，予後の推定にも用いられる．問題点は施設間の比較が困難，施行法の影響を受けること，検査のたびに成績が良くなることである．
シャトルウォーキング試験	6分間歩行試験と同様に多段階漸増の最大運動負荷試験．$\dot{V}O_2$ 動態は6分間歩行試験と同等で，信頼性，再現性とも優れている．
運動負荷試験（いわゆる運動負荷心電図）	呼気ガス分析を同時に行わない運動負荷試験で，運動による心拍数，血圧反応の評価や虚血の心電図診断に用いられる．

2.
心肺運動負荷試験

表3　心臓リハビリテーションにおける心肺運動負荷試験の
　　　推奨とエビデンスレベル

	推奨クラス	エビデンスレベル	Minds推奨グレード	Mindsエビデンス分類
心移植やその他の高度な治療適応の検討のために行う.	I	B	B	II
労作時呼吸困難や易疲労性が運動制限因子となっている患者での原因の鑑別のために行う.	I	B	B	IVb
予後評価を目的として最高酸素摂取量測定を行う.	I	B	B	II
運動処方作成のために行うことを考慮する.	IIa	B	B	II
心房細動, ペースメーカ患者の心拍応答や至適プログラム決定, 運動時の血圧・不整脈・身体活動の程度の評価, 運動能力の変化と治療の評価などのために行うことを考慮する.	IIa	B	B	II
ルーチン検査として行うことは推奨されない.	III No benefit	C	C2	VI

2.1
目的と意義，実施方法

　心肺運動負荷試験（CPX）の意義は，①労作時呼吸困難や運動制限の原因の検索，②最も信頼できる運動耐容能の客観的指標として，手術適応の決定，予後の予測，治療効果の判定，③心リハ・運動プログラムにおける運動処方の決定である．

　運動負荷の方法には自転車エルゴメータまたはトレッドミ

ルによるランプ（ramp: 直線的漸増）負荷がある．peak RER（respiratory exchange ratio）が負荷の程度を表す指標であり，信頼できる peak $\dot{V}O_2$ 値を得るためには，peak RER $\geqq 1.10$ であることが重要である．

2.2
運動処方の決定法

有気的代謝に無気的代謝が加わる直前の $\dot{V}O_2$ を「嫌気性代謝閾値」（anaerobic threshold: AT）と呼ぶ．AT 以上の活動ではアシドーシスが進行するとともにカテコラミン分泌が亢進する．したがって，AT を知ることによって心不全患者の運動許容範囲を設定することができる．ランプ負荷による CPX を用いて有酸素運動を処方する場合，AT 時の心拍数または AT の 1 分前の仕事率で処方する[5]．

ランプ負荷中の主な指標の正常な変化を**図2**に示す．自転車エルゴメータを使用したときの日本人の peak $\dot{V}O_2$, AT[6] と $\dot{V}E$ vs. $\dot{V}CO_2$ slope（換気量・二酸化炭素排出量スロープ），$\dot{V}E/\dot{V}CO_2$（二酸化炭素排出量に対する換気当量）最小値[7]の標準値を**表4**に示す．

2.3
運動耐容能の評価と予後予測

運動耐容能のもっとも客観的な指標は peak $\dot{V}O_2$ である．AT は peak $\dot{V}O_2$ のおよそ 50〜55% にあたり，このレベル以下では代償性過換気は起こらないため，日常活動レベルを表す指標である．peak $\dot{V}O_2$ は年齢や性別により標準値が異なるため，絶対値によって重症度を評価することは困難であるが，peak $\dot{V}O_2$ や AT の標準値の 80%，60%，40% で運動耐容能低下度や心不全重症度を分類することが推奨されている（**表5**）[8]．

十分な負荷をかけることができる場合には peak $\dot{V}O_2$ は最も強力な予後予測指標である．心リハ実施後にどの程度 peak $\dot{V}O_2$ が改善されるかは予後予測に有用である．

AT も予後予測因子である．$\dot{V}E$ vs. $\dot{V}CO_2$ slope もほぼ確立さ

れた予後予測指標で，34以上または35以上は予後不良とされ
ている[9,10]．

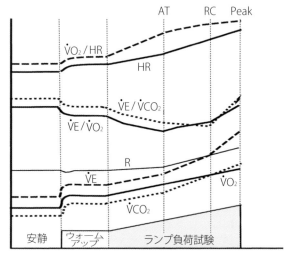

図2　ランプ（直線的漸増）負荷試験中の各指標の変化
酸素摂取量（$\dot{V}O_2$）は直線的に増加．$\dot{V}CO_2$（二酸化炭素排出量）は嫌気性
代謝閾値（AT）で，$\dot{V}E$（分時換気量）はATと呼吸性代償開始点（respiratory
compensation point: RC）で，それぞれ増加割合が強まる．
$\dot{V}CO_2$と$\dot{V}O_2$の比であるガス交換比（R）はATで増加し始める．
AT付近で酸素脈（$\dot{V}O_2$/HR）の増加割合は減少し心拍数（HR）の増加率
は増大する．
$\dot{V}O_2$に対する換気当量（$\dot{V}E/\dot{V}O_2$）はATに変曲点を有し，$\dot{V}E/\dot{V}CO_2$は
RCに変曲点をもつ．

表4　日本人の自転車エルゴメータ使用時の心肺機能指標の標準値

指標	男性	女性
最高酸素摂取量 （peak $\dot{V}O_2$）	$-0.272 \times$ 年齢 $+42.29$	$-0.196 \times$ 年齢 $+35.38$
嫌気性代謝閾値（AT）	$-0.100 \times$ 年齢 $+21.44$	$-0.069 \times$ 年齢 $+19.35$
換気量・二酸化炭素排出量スロープ（$\dot{V}E$ vs. $\dot{V}CO_2$ slope）	$0.080 \times$ 年齢 $+22.17$	$0.055 \times$ 年齢 $+24.02$
二酸化炭素排出量に対する換気当量（$\dot{V}E/\dot{V}CO_2$）最小値	$0.118 \times$ 年齢 $+21.03$	$0.055 \times$ 年齢 $+25.27$

表5　最高酸素摂取量による心不全重症度分類

最高酸素摂取量の年齢別標準値に対する予測率	心不全重症度
標準値の80％以上	正常
標準値の60〜80％	軽症
標準値の40〜60％	中等症
検査実施不能，または標準値の40％未満	重症

（難病情報センター[8]より作表）

3.
サルコペニア，フレイル，カヘキシア

表6　心臓リハビリテーションにおけるサルコペニア，
　　　フレイル評価の推奨とエビデンスレベル

	推奨クラス	エビデンスレベル	Minds推奨グレード	Mindsエビデンス分類
サルコペニアやフレイルが疑われる患者に評価を行うことを考慮する．	IIa	B	B	IVa

「サルコペニア（sarcopenia）」は老化に伴う身体活動度の低下
や低栄養（低カロリー・低たんぱく質）に種々の疾患が加わって
骨格筋量が減少し，全身の筋肉・身体機能が低下した状態を表
す概念である．サルコペニアの評価には骨格筋量と機能（筋力
や歩行速度など）を組み合わせた基準が考案されている．わが
国ではアジア・サルコペニアワーキンググループ（AWGS）が
提唱した診断基準が用いられることが多い．最近この身体機能
評価のカットオフ値と診断アルゴリズムが見直された（**表7**，**図
3**〔p. 18〕）[11]．

「フレイル（frail）」はFriedら[12]が提唱した高齢者における
frailtyを，わが国の老年医学会が訳したものである．フレイル
には適切な介入により改善可能という「可逆性」が包含されて
おり，要介護状態に陥る前段階と捉えられている．したがって，
臨床的にはフレイルの早期発見・早期介入の重要性が強調され
るべきである．これまでに提案されたフレイル診断基準の中で
は，Friedらの基準（phenotype model）が最もよく用いられ，
学術的検討も多い[12]．フレイルの顕在化に伴って出現する体重
減少，筋力低下，歩行速度低下，易疲労感，活動低下の5項目
で判定する（**表8**）[12-15]．

「カヘキシア（cachexia悪液質）」とは骨格筋減少に加えて脂

肪組織の減少を特徴とする代謝異常であり，体重減少，筋力低下，身体活動能力低下を呈する症候群である．

**表7　Asian Working Group for Sarcopenia の
サルコペニア診断基準**

1. **筋量** 骨格筋量指標（体肢骨格筋量/身長^2，kg/m^2） 二重エネルギーX線吸収測定法（DXA） 　　男性：＜7.0 kg/m^2，女性：＜5.4 kg/m^2 生体インピーダンス法（BIA） 　　男性：＜7.0 kg/m^2，女性：＜5.7 kg/m^2
2. **筋力** 握力　男性：＜28 kg，女性：＜18kg
3. **身体機能** 通常歩行速度：＜1.0 m/s

（Chen LK, et al. 2020 [11]）より作表）

**表8　Cardiovascular Health Study（CHS）によるフレイルの
診断基準**

- **体重減少**（weight loss）：意図しない年間5%以上の体重減少など
- **握力の低下**（weakness）：男性26 kg未満，女性18 kg未満など
- **疲れやすい**（poor endurance or exhaustion）：疲労感あるいは異常な脱力感など
- **歩行速度の低下**（slowness）：0.8 m/s未満など
- **身体活動量の低下**（low activity）：男性383 kcal/週未満，女性270 kcal/週未満など

＊5項目のうち3項目以上該当するとフレイル，1または2項目だけの場合はフレイルの前段階であるプレフレイルと診断する．

（Fried LP, et al. 2001 [12]，Walston J, et al. 2006 [13]，Xue Q-L, et al. 2008 [14]，Singh M, et al. 2014 [15]）より作表）

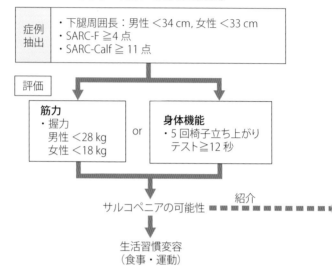

図3 Asian Working Group for Sarcopenia によるサルコペニア 診断アルゴリズム

（Chen LK, et al. 2020 [11] より）

急性期から慢性期にかけての医療現場 or 臨床研究施設

症例抽出	・身体機能低下または制限, 意図しない体重減少 ・抑うつ気分, 認知機能障害 ・繰り返す転倒, 栄養障害 ・慢性疾患（心不全, 慢性閉塞性肺疾患, 糖尿病, 慢性腎臓病, など）
	・下腿周囲長：男性 ＜34 cm, 女性 ＜33 cm ・SARC-F ≧4 点 ・SARC-Calf ≧11 点

筋力
・握力：男性 ＜28 kg, 女性 ＜18 kg

身体機能
・6 m 歩行速度＜1.0 m/s
or・5 回椅子立ち上がりテスト≧12 秒
or・Short Physical Performance Battery≦9 点

骨格筋量
・DXA：男性 ＜7.0 kg/m², 女性 ＜5.4 kg/m²
or・BIA：男性 ＜7.0 kg/m², 女性 ＜5.7 kg/m²

サルコペニア
・低骨格筋量＋低握力
or・低骨格筋量＋低身体機能

重症サルコペニア
・低骨格筋量＋低握力
＋低身体機能

第3章　運動処方の一般原則

1.
運動処方の内容

表9　心臓リハビリテーションにおける有酸素運動と
　　　レジスタンストレーニングの推奨とエビデンスレベル

	推奨クラス	エビデンスレベル	Minds推奨グレード	Mindsエビデンス分類
中強度持久性トレーニングを行う.	I	A	A	I
筋力低下やフレイルを認める患者に低強度からのレジスタンストレーニングを行う.	I	A	B	I
持久性トレーニングに加えてレジスタンストレーニングを考慮する.	IIa	B	B	II
運動開始初期または運動耐容能が低い患者に対して低強度持久性トレーニングを考慮してもよい.	IIb	B	B	II
病態が安定した後期回復期以降には比較的高強度の持久性トレーニングを考慮してもよい.	IIb	B	B	II
低リスクで安定した患者には高強度インターバルトレーニングを考慮してもよい.	IIb	C	B	I

1.1
目的，構成内容

　個人が目標とする健康状態や身体機能を達成するために，健

康状態（病状）と運動耐容能に見合った安全かつ有効な運動プログラムを作成することを「運動処方」と呼ぶ．心リハにおける運動プログラムは有酸素運動，レジスタンストレーニング，ストレッチングが中心となる．

　各運動セッションは5〜10分間のウォームアップ，処方された時間の主運動（有酸素運動またはレジスタンストレーニング），そして5〜10分間のクールダウンから構成される．ウォームアップとクールダウンではストレッチングと，主運動よりも低強度の有酸素運動を実施する．

1.2
有酸素運動

　有酸素運動は大筋群（大胸筋，広背筋，大腿四頭筋，腹直筋，大臀筋，脊柱起立筋）を用いるリズミカルな動的運動を一定時間行うことを基本とする．運動処方は以下のFITT-VP，すなわち頻度，強度，時間，種類，運動量，漸増/改訂を原則とする（**表10**）．

1.2.1
頻度（frequency）

　高強度の運動を実施する場合は週3回以上，中強度から高強度の運動を組み合わせる場合は3〜5回，低強度から中強度の場合は5回以上とする．週1〜2回の運動でも高い運動量を確保できれば健康状態や身体機能に効果があることが示されているが，慣れない運動に週1〜2回のみ取り組むことは怪我のリスクを高めるので，推奨されない．

表10　運動処方の原則（FITT-VP に基づく処方）

F	frequency: how often	頻度
I	intensity: how hard	強度
T	time: duration or how long	時間
T	type: mode or what kind	種類
V	volume: amount	運動量
P	progression/revision	漸増/改訂

1.2.2
強度（intensity）

　一般的に3.0 MET未満の運動は「低強度」，3.0 MET以上6.0 MET未満の運動は「中強度」，6.0 MET以上の運動は「高強度」と表現されるが，心血管疾患患者の運動療法ではこのような一般的な値は用いない．個々の患者の運動耐容能と運動時のリスクを評価し，その結果得られた最大強度に対する相対値を用いて処方を行う．

　運動負荷試験に基づく運動処方決定の方法として，嫌気性代謝閾値（AT）レベルでの処方，心拍数予備能による処方，自覚的運動強度による処方がある（**表11**）．

　患者の状態や施設の状況により，運動負荷試験を実施できない場合は，**表12**のうちのいずれかの方法でトレーニング強度を決定する．自覚的運動強度を評価指標とする場合には，Borg指数を用いる（**図4**）[16]．一般的にBorg指数による自覚的運動強度の12未満は心拍数予備能の40％未満，12～13は40～59％，14～17は60～89％に相当する[17]．

表11　急性心筋梗塞患者に対する回復期以降の運動強度決定方法

A. 心拍数予備能（＝最高HR－安静時HR）の40～60％のレベル
　Karvonenの式：[最高HR－安静時HR]×k＋安静時HR
　k：通常（合併症のない若年急性心筋梗塞など）は0.6，高リスク例では0.4～0.5，心不全例では0.3～0.5

B. 嫌気性代謝閾値（AT）レベルまたはpeak $\dot{V}O_2$の40～60％の心拍数

C. 自覚的運動強度：「ややつらい」かその手前（Borg指数：12～13）のレベル

D. 簡便法：安静時HR＋30/min（β遮断薬投与例は安静時HR＋20/min）

ただし，高リスク患者［①低左心機能（LVEF＜40％），②左前下行枝の閉塞持続（再灌流療法不成功例），③重症3枝病変，④高齢者（70歳以上）］では低強度とする．

HR：心拍数

表12　運動負荷試験を実施できない場合の運動強度の設定方法

	簡易心拍処方	自覚的運動強度（RPE）	Talk Test
方法	安静時心拍数＋30/min（β遮断薬投与患者では20/min）の強度	Borg指数12〜13，ただし心不全例では11〜13	快適に会話しながら行える運動強度
注意点	最大120/min以下を許容範囲とする	運動中頻回に問診が必要	
適応外	変時性応答不全を認める患者，心房細動患者，ペースメーカ植込み患者	無症候性心筋虚血など症状の乏しい患者，認知症などコミュニケーションに問題のある患者	

注）簡易心拍処方については本文を参照.

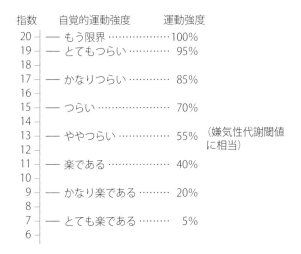

指数	自覚的運動強度	運動強度	
20	— もう限界	100%	
19	— とてもつらい	95%	
18			
17	— かなりつらい	85%	
16			
15	— つらい	70%	
14			
13	— ややつらい	55%	（嫌気性代謝閾値に相当）
12			
11	— 楽である	40%	
10			
9	— かなり楽である	20%	
8			
7	— とても楽である	5%	
6			

図4　Borg指数と運動強度
自覚的運動強度（RPE）と運動強度（％）のいずれかを用いる.
（Borg GA. 1974 [16]より作図）

1.2.3
時間（time: duration or how long）

運動の持続時間は1回あたり最低10分を目標とするが，運動耐容能が高度に低下している患者では，10分未満の運動から始め，1セッションごとに1〜5分ずつ漸増する．

1.2.4
種類（type: mode or what kind）

ウォーキング，ジョギング，サイクリング，ダンス，水中運動など，特別な技能を必要とせず，運動強度を調節できるものが該当する．運動療法は継続が重要であり，患者が快適に長期間継続できるものを選ぶ．一般的にウォーキングは最も実施しやすく，強度を調整しやすい運動様式である．

1.2.5
運動量（volume: amount）

運動量は「FIT」すなわち運動の頻度・強度・時間の積である．1回30分間の運動を処方した場合に，実際には1回で30分などのまとまった運動時間を確保できなければ，10分の運動を3回実施するというように，1日の合計として運動時間を確保するよう指導する．

1.2.6
漸増／改訂（progression/revision）

運動のアドヒアランスを維持し，運動に伴う怪我などの合併症を予防するために，低強度・短時間から開始して徐々に強度と時間を増加させる．心不全患者では運動強度や運動時間の漸増だけでなく，心不全の病状変化に応じて運動強度や運動時間を減らすなど，運動処方の定期的かつ適切な見直し(改訂)が必要である．

1.2.7
高強度インターバルトレーニング

　高強度と中強度の有酸素運動を交互に繰り返す高強度インターバルトレーニング（HIIT）の実行可能性や短期的な有効性を示すエビデンスが増加している．しかし，HIITの長期効果は未確立であり，またわが国ではHIITの実臨床での経験も少ないので，今後さらなる研究が必要である．

　表13に一般的なプロトコルの例を示す．トレーニング開始時には高強度運動の強度を最高心拍数の70％から始めるなど，患者ごとに個別にプロトコルを設定することが望ましい．

表13　高強度インターバルトレーニング（HIIT）の一般的なプロトコルの例

トレーニングの頻度	週3回
ウォームアップ	強度：最高心拍数の60％，または最大負荷（仕事率）の20〜30％ 時間：5〜10分
運動の強度	高強度：最高心拍数の85〜95％ 中強度：最高心拍数の60〜70％
インターバル	3〜4分の高強度運動×4回 3〜4分の中強度運動×3回
クールダウン	強度：最高心拍数の50％，または最大負荷（仕事率）の20％ 時間：5分
持続時間	40〜50分
運動の種類	自転車エルゴメータ，トレッドミル

1.3
レジスタンストレーニング

回復期でのレジスタンストレーニングは，筋力・筋持久力向上の目的以外にも，徐脂肪体重の増加，インスリン感受性の改善，転倒予防，自己効力感の改善，腰痛や肥満などの慢性疾患の予防・管理などを目的に処方される．

頻度（frequency）は中2日ほど間をおいて，1週間に2回から3回が理想的である[18]．

運動強度（intensity）は，1回最大挙上重量（1RM）を測定し，その40〜60%で処方する（%1RM法）．%1RM法以外にも，まず適度な重錘からスタートして徐々に漸増させる滴定法や，ある強度を決めておいて，繰り返し何回できるかでおおよその負荷量（目安として，反復可能な回数が5回の運動なら1RMの90%，8回なら80%，12回なら70%など）を知る推定%1RM法[18]，さらにはBorg指数を用いる方法などがある．

時間（time）は大筋群を中心に8〜10種類の運動を1〜3セット，30〜45分間が推奨されている．

運動の種類（type）は，大筋群をバランスよくトレーニングするように処方する．ウェイトマシンの使用が難しい高齢心疾患患者には，ゴムチューブを用いた運動を指導する．

2.
適応と禁忌

心血管疾患リハの対象疾患と保険適用を**表14**に示す[19]．運動療法ではさまざまな種類，病期や重症度の心血管疾患が対象となるため，運動療法または運動負荷試験の禁忌を十分理解しておくことが，安全で効果的な運動療法を行ううえで必須である．

運動負荷試験での禁忌について**表15**に，積極的な運動療法を行ううえでの絶対的禁忌と相対的禁忌について**表16**に示す[17, 20, 21]．

表14　心血管疾患リハビリテーションの対象疾患と保険適用

対象疾患		保険適用
冠動脈疾患	急性心筋梗塞[*1]	○
	狭心症	○
心不全	急性心不全	
	慢性心不全[*2]	○
心臓手術後	冠動脈バイパス術後	○
	TAVI（経カテーテル大動脈弁留置術）後	○
	弁膜症手術後	○
不整脈，デバイス植込み後		○[*4]
植込型VAD（補助人工心臓）装着後		○[*4]
心臓移植後		○[*4]
肺高血圧症		○[*4]
大血管疾患[*1]	大動脈解離	○
	大血管術後	○
	ステントグラフト内挿術後	○
末梢動脈疾患[*3]		○

[*1]：心大血管疾患リハビリテーション料（II）を算定する場合，急性心筋梗塞および大血管疾患は発症後（手術を実施した場合は手術後）1ヵ月以上経過したものに限る.

[*2]：慢性心不全の場合はLVEF 40%以下，peak $\dot{V}O_2$が標準値の80%以下，BNPが80 pg/mLまたはNT-proBNPが400 pg/mL以上のいずれかを満たす場合.

[*3]：末梢動脈閉塞性疾患であって，間欠性跛行を呈する状態のもの.

[*4]：心不全などにより一定程度の呼吸循環機能の低下および日常生活能力の低下を来しているもの.

（医学通信社, 2020 [19]）より作表）

表15　運動負荷試験が禁忌となる疾患・病態

絶対的禁忌
1. 2日以内の急性心筋梗塞
2. 内科治療により安定していない不安定狭心症
3. 自覚症状または血行動態異常の原因となるコントロール不良の不整脈
4. 症候性の重症大動脈弁狭窄症
5. コントロール不良の症候性心不全
6. 急性の肺塞栓または肺梗塞
7. 急性の心筋炎または心膜炎
8. 急性大動脈解離
9. 意思疎通の行えない精神疾患

相対的禁忌
1. 左冠動脈主幹部の狭窄
2. 中等度の狭窄性弁膜症
3. 電解質異常
4. 重症高血圧*
5. 頻脈性不整脈または徐脈性不整脈
6. 肥大型心筋症またはその他の流出路狭窄
7. 運動負荷が十分行えないような精神的または身体的障害
8. 高度房室ブロック

*：原則として収縮期血圧＞200 mmHg，または拡張期血圧＞110 mmHg，あるいはその両方とすることが推奨されている．

表16　積極的な運動療法が禁忌となる疾患・病態

絶対的禁忌
1. 不安定狭心症または閾値の低い（平地のゆっくり歩行［2 MET］で誘発される）心筋虚血
2. 過去3日以内の心不全の自覚症状（呼吸困難，易疲労感など）の増悪
3. 血行動態異常の原因となるコントロール不良の不整脈（心室細動，持続性心室頻拍）
4. 手術適応のある重症弁膜症，とくに症候性大動脈弁狭窄症
5. 閉塞性肥大型心筋症などによる重症の左室流出路狭窄
6. 急性の肺塞栓症，肺梗塞および深部静脈血栓症
7. 活動性の心筋炎，心膜炎，心内膜炎
8. 急性全身性疾患または発熱
9. 運動療法が禁忌となるその他の疾患（急性大動脈解離，中等症以上の大動脈瘤，重症高血圧*1，血栓性静脈炎，2週間以内の塞栓症，重篤な他臓器疾患など）
10. 安全な運動療法の実施を妨げる精神または身体的障害

相対的禁忌
1. 重篤な合併症のリスクが高い発症2日以内の急性心筋梗塞*2
2. 左冠動脈主幹部の狭窄
3. 無症候性の重症大動脈弁狭窄症
4. 高度房室ブロック
5. 血行動態が保持された心拍数コントロール不良の頻脈性または徐脈性不整脈（非持続性心室頻拍，頻脈性心房細動，頻脈性心房粗動など）
6. 最近発症した脳卒中*3
7. 運動負荷が十分行えないような精神的または身体的障害
8. 是正できていない全身性疾患*4

禁忌でないもの
1. 高齢者
2. 左室駆出率低下
3. 血行動態が保持された心拍数コントロール良好な不整脈（心房細動，心房粗動など）
4. 静注強心薬投与中で血行動態が安定している患者
5. 補助人工心臓（LVAD），植込み型心臓電気デバイス（永久ペースメーカ，植込み型除細動器〔ICD〕，両室ペーシング機能付き植込み型除細動器〔CRT-D〕など）装着

*1：原則として収縮期血圧＞200 mmHg，または拡張期血圧＞110 mmHg，あるいはその両方とすることが推奨されている．
*2：貫壁性の広範囲前壁心筋梗塞，ST上昇が遷延するものなど．
*3：一過性脳虚血発作を含む．
*4：貧血，電解質異常，甲状腺機能異常など．
（日本循環器学会. 2018 [20]，Fletcher GF, et al. 2013 [17]，日本循環器学会. 2019 [21]）より作成）

3.
中止基準，リスクと事故防止

3.1
運動療法中の中止基準

運動療法における一般原則としての絶対的中止基準と相対的中止基準を**表17**に示す．相対的中止基準のうち2項目以上が同時に出現した場合には，絶対的中止基準と同等と判断し，ただちに運動を中止すべきである．

表17　運動療法実施中の中止基準

絶対的中止基準
- 患者が運動の中止を希望
- 運動中の危険な症状を察知できないと判断される場合や意識状態の悪化
- 心停止，高度徐脈，致死的不整脈（心室頻拍・心室細動）の出現またはそれらを否定できない場合
- バイタルサインの急激な悪化や自覚症状の出現（強い胸痛・腹痛・背部痛，てんかん発作，意識消失，血圧低下，強い関節痛・筋肉痛など）を認める
- 心電図上，Q波のない誘導に1 mm以上のST上昇を認める（aV$_R$，aV$_L$，V$_1$誘導以外）
- 事故（転倒・転落，打撲・外傷，機器の故障など）が発生

相対的中止基準
- 同一運動強度または運動強度を弱めても胸部自覚症状やその他の症状（低血糖発作，不整脈，めまい，頭痛，下肢痛，強い疲労感，気分不良，関節痛や筋肉痛など）が悪化
- 経皮的動脈血酸素飽和度が90％未満へ低下または安静時から5％以上の低下
- 心電図上，新たな不整脈の出現や1 mm以上のST低下
- 血圧の低下（収縮期血圧＜80 mmHg）や上昇（収縮期血圧≧250 mmHg，拡張期血圧≧115 mmHg）
- 徐脈の出現（心拍数≦40/min）
- 運動中の指示を守れない，転倒の危険性が生じるなど運動療法継続が困難と判断される場合

　運動療法実施中に同一運動強度での胸部症状（胸痛，息切れ，動悸）やその他の自覚症状（低血糖発作，不整脈，めまい，頭痛，下肢痛，強い疲労感，気分不良，関節痛や筋肉痛など）の悪化を認める場合，特にその運動強度を弱めた場合においてもこれらの自覚症状の増悪が続く場合には，運動を中止すべきである．

3.2 運動療法のリスク

　運動療法の一般的なリスクとしては転倒・骨折に注意する．特に高齢者や肥満患者では腰椎や下肢関節の整形外科的疾患を伴う場合も多いため，運動による腰痛・下肢痛，しびれの出現や悪化のリスクにも注意が必要である．

　併存疾患によるリスクとしては特に糖尿病合併症を有する患者に注意する．薬物治療中の糖尿病患者における低血糖発作，起立性低血圧，増殖性網膜症の網膜出血，糖尿病性自律神経障害を有する患者での運動中血圧低下・上昇，無症候性心筋虚血に伴う突然死や急性心筋梗塞発症などのリスクが高いため，運動療法開始前にこれらのリスク評価を慎重に行う．重篤な末梢神経障害を有する糖尿病患者では，運動療法による転倒のみならず足病変悪化のリスクがある．これらのリスク低減のためには，ときに荷重運動を控える必要があり，十分なフットケアが大切である．

3.3 事故防止

　運動を開始する際には，ストレッチングなどの準備体操からはじめ，十分なウォームアップを行う．また運動終了時には，運動強度や速度を落とした走行・歩行やストレッチングなどの整理体操でクールダウンを行い，徐々に安静時の血圧や心拍数に戻すことにより，運動後の低血圧やめまいの出現を予防する．

第4章
疾患別の心臓リハビリテーション

1.
急性心筋梗塞，急性冠症候群

表18 急性冠症候群患者に対する心臓リハビリテーションの
推奨とエビデンスレベル

	推奨クラス	エビデンスレベル	Minds推奨グレード	Mindsエビデンス分類
運動耐容能の改善，QOLの向上，予後の改善を目的に，回復期心臓リハビリテーションを継続する.	I	A	A	I
急性期にクリニカルパスを用いて急性期心臓リハビリテーションを行う.	I	A	B	II
予後，身体活動度，追加治療の必要性の評価のために，退院前または退院後早期に運動負荷試験を行う.	I	A	B	II
外来心臓リハビリテーションへの導入率を高めるため，主治医が積極的に心臓リハビリテーションを勧める.	I	A	A	I
外来心臓リハビリテーションにおいて，中・高リスク例であっても安定状態であれば，外来では通院監視型運動療法と非監視型在宅運動療法を併用する.	I	A	A	I

	推奨クラス	エビデンスレベル	Minds推奨グレード	Mindsエビデンス分類
急性心筋梗塞後のリスクを評価し，低リスク例では早期退院を考慮する.	IIa	A	B	II
良好な早期再灌流が達成され，明らかな合併症を伴わない患者に対し，早期離床のためCCUでの急性期早期から心臓リハビリテーションを考慮する.	IIa	B	B	II
運動療法にはレジスタンストレーニングも組み合わせることを考慮する.	IIa	B	B	II

1.1
目的と効果

　急性冠症候群に対する心リハの目的は，入院早期から患者への包括的介入により安全にADLを獲得し，退院後の予後を改善することである.

　急性冠症候群患者の入院期間は経皮的冠動脈インターベンション（PCI）により短縮された．しかし，わが国での急性心筋梗塞の院内死亡率は約8%と依然として高く，生存例の約20%で1年以内に心血管イベントが発生し，主要冠動脈イベントが心筋梗塞既往例の約50%に発生していた[22, 23]．したがって，急性期（phase I，入院：ICUやCCU），前期回復期（early phase II，一般病棟および心リハ室），後期回復期（late phase II，外来），維持期（phase III，外来）とシームレスに心リハを継続することで，予後改善を期待できる.

　なお，レジスタンストレーニングについては「3.1 急性心不全（急性期～前期回復期）」（p. 38）を，また，クリニカルパスの例と回復期リハプログラムについては本ガイドラインのオリジナ

ル版（p. 41 ～ 42）を参照されたい.

1.2
急性期

　急性期の早期は，急性冠症候群を発症し，高度循環不全のためICUで生命維持装置が必要な時期である．高度循環不全の場合，さまざまな生命維持装置を駆使した救命により生存率は上昇しているが，ICU退室後の身体機能低下が退院後のQOLに影響を及ぼすため，呼吸リハ，予防的体位管理，腹臥位療法と3日以内の早期からの心リハを行う.

　その後の急性期心リハの目的は，身の回りのことを安全に行えるようにすることと，二次予防に向けた教育の開始である.

1.3
前期回復期

　この時期の心リハの目的は，職場や社会に復帰することであり，①運動負荷試験による予後リスク評価，②運動処方に基づく積極的な運動療法，③生活習慣改善を含む二次予防教育，④復職・心理カウンセリングなどを包括的・体系的に実施する.

　入院中はプログラムに沿って，離床をはかり，心筋虚血なく200 m歩行が可能となれば持久力トレーニングへ移行する．運動負荷試験は，予後評価，身体活動度の処方，内科治療やPCIの効果判定のため，退院前または退院後早期に行う．運動負荷試験の結果に基づく運動強度設定として，**表11**（p. 22）を参考にするが，心拍数応答が低下している場合が多いので，危険な不整脈の出現やST変化に注意する.

　入院中に後期回復期リハにエントリーして，そのプログラムで時間をかけて教育し，退院後早期にCPXを予定する．また，患者に合わせたプログラムを選択し，入院期間の効率的短縮を図り，二次予防教育，後期回復期リハへスムーズに移行できるように努める.

　急性心筋梗塞に対する入院中リハプログラムの次段階へのステージアップは，**表19**の判定基準に従う.

表19 急性心筋梗塞患者に対する心臓リハビリテーションの ステージアップの判定基準

1. 胸痛，呼吸困難，動悸などの自覚症状が出現しないこと.
2. 心拍数が120/min以上にならないこと，または40/min以上増加しないこと.
3. 危険な不整脈が出現しないこと.
4. 心電図上1 mm以上の虚血性ST低下，または著明なST上昇がないこと.
5. 室内トイレ使用時までは20 mmHg以上の収縮期血圧上昇・低下がないこと.
   （ただし2週間以上経過した場合は血圧に関する基準は設けない）

負荷試験に不合格の場合は，薬物追加などの対策を実施したのち，翌日に再度同じ負荷試験を行う.

1.4 後期回復期

この時期の心リハの目的は，退院後，運動開始1ヵ月，3ヵ月，6（5）ヵ月後または終了時に，運動負荷試験を行って運動処方の再発行や治療効果の評価，予後予測，栄養評価や心理評価なども行い，最終的には運動プログラムを含め自己管理と，運動習慣だけでなく是正できた生活習慣を再指導し，維持期へスムーズに移行することである．したがって，退院後は2週間に1回程度の外来通院が望ましく，運動，禁煙，食事，生活指導を含めた包括的プログラムを行う.

1.5 維持期

この時期の心リハの目的は再発予防であり，回復期で得た良好な身体的・精神的機能を維持し，生涯のリハを継続する．リハが生活の一部に取り込まれ，自宅や地域の運動施設などで運動療法を行い，食事療法，禁煙などによる二次予防を継続する.

2.
安定狭心症，PCI後

表20　安定狭心症患者に対する心臓リハビリテーションの
　　　推奨とエビデンスレベル

	推奨クラス	エビデンスレベル	Minds推奨グレード	Minds エビデンス分類
安定狭心症患者に対して，禁忌でないかぎり包括的心臓リハビリテーションを行う.	I	B	B	II
待機 PCI 後の冠動脈疾患患者に対して，禁忌でないかぎり包括的心臓リハビテーションを行う.	I	A	A	I
狭心症状の改善を目的として運動療法単独，またはそれと疾病管理プログラムとの併用を考慮する.	IIa	B	B	II
PCI 後 1〜3 日間に運動負荷試験の施行および運動療法の開始を考慮する.	IIa	B	C1	II

2.1
病態と適応，有効性

　安定狭心症において日常活動量増加は，全死亡・心血管疾患死亡率の低下と密接に関連しており，日常活動量を増加させることはQOLを改善するのみならず死亡率を低下させる．また心リハプログラムは，運動療法に加えて栄養指導や心理カウンセリング，冠危険因子（血圧，脂質，糖尿，喫煙など）の管理を含む包括的プログラムであり，治療目標は冠危険因子を良好に管理し，運動耐容能の改善によりQOLを改善しながら心血管イベントを減少させることである．

　PCI後早期の運動負荷試験と運動療法の安全性に関しては，

待機冠動脈ステント留置の翌日からの心リハが可能であること
が示されており，また現状に鑑みると待機冠動脈ステント留置
後は通常の日常生活を送っていることから，6〜7 METの運動
強度以下であれば，直ちに運動療法を開始することも可能で
ある．

2.2 運動療法の実際

狭心症の運動療法はCPXの結果に基づいて，個別のプログ
ラムで患者に応じた運動療法を施行することが望ましい．推奨
される運動は1週間に5日以上，1日30〜60分程度，中〜高強
度の有酸素運動である[24]．低心機能，心不全症状，低運動閾値，
高度残存虚血などを有する例では，監視下の運動プログラム実
施が望ましい．

運動強度は，無症候性心筋虚血であればSTが1 mm低下す
る心拍数の70〜85％または10/min低い心拍数を上限とし，
嫌気性代謝閾値（AT）レベル（peak $\dot{V}O_2$ の40〜60％程度），
Karvonenの式〔（最高心拍数−安静時心拍数）×（0.4〜0.6）＋
安静時心拍数〕，自覚的運動強度（Borg指数）11〜13を目標と
する（**表21**）．

また，週に2〜3回程度の低強度レジスタンストレーニングも
推奨されている．

**表21　狭心症，PCI後患者に対する心臓リハビリテーションに
おける運動強度の設定**

- 無症候性心筋虚血であればSTが1 mm低下する心拍数の70〜85％または10/min低い心拍数
- 嫌気性代謝閾値レベル（最高酸素摂取量peak $\dot{V}O_2$ の40〜60％程度）
- Karvonenの式〔（最高心拍数−安静時心拍数）×（0.4〜0.6）＋安静時心拍数〕
- 自覚的運動強度Borg指数11〜13を目標

3.
急性・慢性心不全

3.1
急性心不全（急性期～前期回復期）

表 22　急性心不全患者に対する心臓リハビリテーションの
　　　　推奨とエビデンスレベル

	推奨クラス	エビデンスレベル	Minds推奨グレード	Mindsエビデンス分類
すべての患者に再発予防・自己管理についての教育プログラムを行う.	I	C	C1	VI
血行動態の悪化に注意しながら入院期間の短縮や ADL 低下予防を目的とした早期離床を行う.	I	C	B	IVa
すべての心不全患者に対して病態安定後に包括的心臓リハビリテーションプログラムを考慮する.	IIa	C	C1	VI
血行動態安定後に運動療法を考慮する.	IIa	C	C1	IVb
静注強心薬投与中で血行動態の安定した心不全患者に対し, 厳重な監視下での低強度レジスタンストレーニングなどのリハビリテーションを考慮してもよい.	IIb	C	C1	V

3.1.1
目的と効果

　急性心不全患者に対する心リハの目的は, ①早期離床により過度の安静がもたらす弊害（身体機能低下, 認知機能低下, せん妄, 褥瘡, 肺塞栓など）を予防すること, ②早期かつ安全な

退院と再入院予防を見据えたプランを立案し実現することである．急性心不全における心リハ導入は単に早期離床・早期退院を目指すだけでなく，退院後の心リハへの参加・継続の動機付けを図るためにもきわめて重要である．

3.1.2
離床プログラム

急性心不全患者に対しては血行動態が悪化しないことを確認しながら入院早期から離床プログラムを進めて，過度の安静による身体機能低下やデコンディショニングなどを予防する．急性期離床プログラムを**表23**に示す[4]．

3.1.3
運動プログラム

離床プログラムを進め，6分間歩行試験が可能となった後は，心不全症状の増悪がないことと運動療法の禁忌（**表24**）[4]がないこと，心不全症状の増悪がないことを確認しながら，運動療法を開始する．

具体的な運動プログラムとしては，運動前後にウォームアップとクールダウンを設定し，低強度の有酸素運動とレジスタンストレーニングにより構成する．有酸素運動は屋内歩行5～10分間または自転車エルゴメータの仕事率0～20 W×5～10分間程度の低強度から開始し，自覚症状や身体所見の経過に応じて運動回数と運動時間を徐々に増やしていく．開始初期の運動強度としては，Borg指数11～13（自覚的運動強度「楽である」～「ややつらい」）を目安とする．またレジスタンストレーニングにはゴムバンド，足首や手首への重錘，ダンベル，フリーウェイトを用いて，Borg指数13以下を目安とした低強度を基本とし，1セット5～10回から始めて徐々に回数とセット数を増やしていく．

表23 急性心不全患者の急性期離床プログラム

ステージ	許容される安静度	リハビリテーション実施場所	目標座位時間*（1日総時間）	ステージアップ負荷試験
1	ベッド上安静	ベッド上	ヘッドアップ	端座位
2	端座位	ベッドサイド	1時間	歩行試験（自由速度）10 m歩行
3	室内自由	ベッドサイド	2時間	歩行試験（自由速度）10 m歩行
4	トイレ歩行	病棟	3時間	歩行試験（自由速度）80 m歩行
5	トイレ歩行	病棟（リハビリテーション室）	3時間	歩行試験（自由速度）80 m×2〜3回
6	棟内自由	病棟（リハビリテーション室）	3時間	6分間歩行試験

*：不必要に安静臥床にしないことが重要.
（Izawa H, et al. 2019 [4]）より改変）

表24　心不全患者で運動療法が禁忌となる病態・症状

絶対禁忌
1. 過去3日以内における自覚症状の増悪
2. 不安定狭心症または閾値の低い心筋虚血
3. 手術適応のある重症弁膜症，特に症候性大動脈弁狭窄症
4. 重症の左室流出路狭窄
5. 血行動態異常の原因となるコントロール不良の不整脈（心室細動，持続性心室頻拍）
6. 活動性の心筋炎，心膜炎，心内膜炎
7. 急性全身性疾患または発熱
8. 運動療法が禁忌となるその他の疾患（急性大動脈解離，中等度以上の大動脈瘤，重症高血圧，血栓性静脈炎，2週間以内の塞栓症，重篤な他臓器障害など）

相対禁忌
1. NYHA心機能分類IV度
2. 過去1週間以内における自覚症状増悪や体重の2kg以上の増加
3. 中等症の左室流出路狭窄
4. 血行動態が保持された心拍数コントロール不良の頻脈性または徐脈性不整脈（非持続性心室頻拍，頻脈性心房細動，頻脈性心房粗動など）
5. 高度房室ブロック
6. 運動による自覚症状の悪化（疲労，めまい，発汗多量，呼吸困難など）

注）ここに示す「運動療法」とは，運動耐容能改善や筋力改善を目的として十分な運動強度を負荷した有酸素運動やレジスタンストレーニングを指す．

（Izawa H, et al. 2019 [4]より作表）

3.2
慢性心不全（後期回復期〜維持期）

3.2.1
運動耐容能の評価

表25　心臓リハビリテーションを行う心不全患者の運動耐容能評価
　　　　法の推奨とエビデンスレベル

	推奨クラス	エビデンスレベル	Minds推奨グレード	Mindsエビデンス分類
問診でNYHA心機能分類，運動能力，心理的状態，併存疾患，認識能力，社会的環境などを把握する．	I	B	B	IVa
心肺運動負荷試験で心不全重症度や予後の評価，治療効果の判定，心移植やその他の治療適応の検討を行う．	I	B	B	II
心肺運動負荷試験で労作時呼吸困難や易疲労性の原因に関する鑑別を行う．	I	B	B	IVb
サルコペニア，フレイルが疑われる患者に対してサルコペニア，フレイルの評価を考慮する．	IIa	B	B	IVa
心肺運動負荷試験を行えない場合は6分間歩行距離で予後の評価，治療効果の判定を考慮する．	IIa	B	B	II
運動処方作成のために心肺運動負荷試験を考慮する．	IIa	B	B	II

　心不全患者における運動耐容能評価は，予後予測や運動療
法に伴うリスクの層別化，運動処方とその効果判定，心臓移植
やその他の高度治療の適応検討や効果判定のために行う．運動
耐容能の評価方法として，NYHA心機能分類などについての

問診，Specific Activity Scale（SAS）などの質問票，6分間歩行試験，CPXなどがある.

3.2.2
効果，適応と禁忌，安全性

表26　慢性心不全患者に対する心臓リハビリテーションの推奨とエビデンスレベル

	推奨クラス	エビデンスレベル	Minds推奨グレード	Mindsエビデンス分類
左室駆出率の低下した心不全（HFrEF）患者の自覚症状と運動耐容能の改善，QOLの改善と再入院の減少を目的に，運動療法を行う.	I	A	A	I
禁忌のないすべての患者に対して多職種チームによる包括的心臓リハビリテーションプログラムを実施する.	I	A	A	I
HFrEF患者の生命予後の改善を目的に，運動療法を考慮する.	IIa	B	B	II
左室駆出率の保たれた心不全（HFpEF）患者の自覚症状と運動耐容能の改善を目的に，運動療法を考慮する.	IIa	B	A	I
デコンディショニングの進んだ患者や身体機能の低下した患者に対して日常生活動作やQOLの向上を目的としてレジスタンストレーニング実施を考慮する.	IIa	C	B	IVb

注）静注強心薬投与中の患者については表22，表48を参照.

　HFrEF（左室駆出率の低下した心不全）に対する運動療法を中心とした心リハは，生命予後の改善，運動耐容能の改善，QOLの改善，すべての原因による再入院リスクの低下，および

心不全による再入院リスクの低下に有効である．HFpEF（左室駆出率の保たれた心不全）においても，運動療法がpeak $\dot{V}O_2$を改善してQOLを向上させ，運動療法の実施は良好な長期予後と関連する．

わが国における多施設後ろ向き観察研究[25]では，HFpEFや軽度から中等度のフレイルを有する患者でも，また年齢や性別，合併症の有無にかかわらず，心リハ参加がイベントリスク低下と関連することが明らかとなっている．

心不全の運動療法の絶対禁忌と相対禁忌を**表24**に示す．NYHA IV度に関しては，全身的な運動療法の適応にはならないが，低強度レジスタンストレーニング，ADL練習や神経筋電気刺激などの局所的な骨格筋トレーニングが適用可能な症例も存在する．高齢，左室駆出率（LVEF）低下，補助人工心臓装着中，植込み型除細動器（ICD）装着後は禁忌ではなく，心不全の増悪などに注意しながら運動療法を進める．

3.2.3
運動プログラム

表27　慢性心不全患者に対する個別的な心臓リハビリテーションプログラムの推奨とエビデンスレベル

	推奨クラス	エビデンスレベル	Minds推奨グレード	Mindsエビデンス分類
身体機能が低下した患者に個別的な運動療法・理学療法を行う．	I	B	A	II
禁忌のないすべての患者に対して多職種チームによる包括的心臓リハビリテーションプログラムを行う．	I	A	A	I
デコンディショニングが進んで運動療法実施が困難な患者に下肢骨格筋の神経筋電気刺激を考慮する．	IIa	B	B	I

	推奨クラス	エビデンスレベル	Minds推奨グレード	Mindsエビデンス分類
吸気筋力が低下した患者に吸気筋トレーニングを考慮する.	IIa	B	B	I
低リスクで安定したHFrEF（左室駆出率の低下した心不全）患者の運動耐容能改善のために高強度インターバルトレーニングを考慮してもよい.	IIb	B	C1	II

注）高強度インターバルトレーニング，神経筋電気刺激，呼吸筋トレーニングについて，わが国における報告数は少ない.

慢性心不全の運動療法は基本的に運動処方に従って行う（**表28**）[4]. 特に高齢者や左室機能の著明低下例，危険な不整脈や虚血出現の可能性がある例などでは，監視下で行う.

サルコペニアやフレイルなどで身体活動能力が低下した患者に対しては，個々の患者の評価結果に基づく個別的な運動療法や理学療法が，運動耐容能の向上や心不全による再入院リスクの低減につながる可能性がある.

3.2.4
定期的な観察と評価

慢性心不全に対する運動療法の妥当性の評価は，効果と安全性の両面から行う（**図5**）[26]. 安全性の観点では，運動中と前後の血行動態指標や症状，日々の心不全徴候のモニタリング，定期的なBNP（NT-proBNP）測定などにより，外来運動療法を実施するうえで負荷量が過大となる指標（**表28**）を参考にして行う.

運動療法の効果判定として，peak $\dot{V}O_2$ や6分間歩行距離などの運動耐容能評価，Short Physical Performance Battery（SPPB）や歩行速度，全身の筋力などの運動機能指標，ADL・

表28 慢性心不全患者に対する運動プログラム

構成
運動前のウォームアップと運動後のクールダウンを含み，有酸素運動とレジスタンス運動から構成される運動プログラム

有酸素運動

- 様式：歩行，自転車エルゴメータ，トレッドミルなど
- 頻度：週3〜5回（重症例では週3回程度）
- 強度：最高酸素摂取量の40〜60％，心拍数予備能の30〜50％，最高心拍数の50〜70％，または嫌気性代謝閾値の心拍数
  → 2〜3ヵ月以上心不全の増悪がなく安定していて，上記の強度の運動療法を安全に実施できる低リスク患者においては，監視下で，より高強度の処方も考慮する（例：最高酸素摂取量の60〜80％相当，または高強度インターバルトレーニングなど）
- 持続時間：5〜10分×1日2回程度から開始し，20〜30分/日へ徐々に増加させる．心不全の増悪に注意する．

心肺運動負荷試験が実施できない場合
- 強度：Borg指数11〜13，心拍数が安静座位時＋20〜30/min程度でかつ運動時の心拍数が120/min以下
- 様式，頻度，持続時間は心肺運動負荷試験の結果に基づいて運動処方する場合と同じ

レジスタンストレーニング

- 様式：ゴムバンド，足首や手首への重錘，ダンベル，フリーウェイト，ウェイトマシンなど
- 頻度：2〜3回/週
- 強度：低強度から中強度
  上肢運動は1 RMの30〜40％，下肢運動では50〜60％，1セット10〜15回反復できる負荷量で，Borg指数13以下
- 持続時間：10〜15回を1〜3セット

運動負荷量が過大であることを示唆する指標

- 体液量貯留を疑う3日間（直ちに対応）および7日間（監視強化）で2 kg以上の体重増加
- 運動強度の漸増にもかかわらず収縮期血圧が20 mmHg以上低下し，末梢冷感などの末梢循環不良の症状や徴候を伴う
- 同一運動強度での胸部自覚症状の増悪
- 同一運動強度での10/min以上の心拍数上昇または2段階以上のBorg指数の上昇
- 経皮的動脈血酸素飽和度が90 %未満へ低下，または安静時から5%以上の低下
- 心電図上，新たな不整脈の出現や1 mm以上のST低下

注意事項

- 原則として開始初期は監視型，安定期では監視型と非監視型（在宅運動療法）との併用とする．
- 経過中は常に自覚症状，体重，血中BNPまたはNT-proBNPの変化に留意する．
- 定期的に症候限界性運動負荷試験などを実施して運動耐容能を評価し，運動処方を見直す．
- 運動に影響する併存疾患（整形疾患，末梢動脈疾患，脳血管・神経疾患，肺疾患，腎疾患，精神疾患など）の新規出現の有無，治療内容の変更の有無を確認する．

RM（repetition maximum）：最大反復回数

（Izawa H, et al. 2019 [4]）より作表）

手段的ADL（IADL）指標，健康関連QOL（HRQOL）指標（カンザス市心筋症質問票，SF-36など）などを，患者の目標に応じて用いる．

　心不全の増悪の予防には包括的な疾病管理が重要である．生活習慣や服薬アドヒアランス，合併症の評価と管理，心理的カウンセリングなどを運動療法と並行して実施する．特に心不全増悪因子の検討とそれに関する患者教育について，心リハチームが中心となって多職種で実施する．

（週1〜3回の外来心臓リハビリテーション）

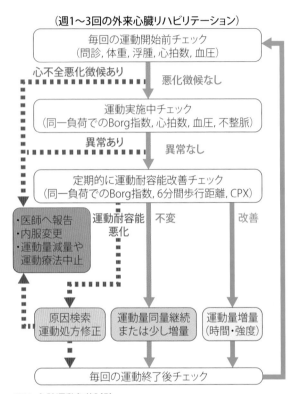

CPX：心肺運動負荷試験

図5 外来心臓リハビリテーションにおける心不全の運動療法と疾病管理
（後藤葉一. 2014 [26]）より改変）

4.
心臓手術後

**表29　心臓手術後の心臓リハビリテーションの推奨と
　　　　エビデンスレベル**

	推奨クラス	エビデンスレベル	Minds推奨グレード	Mindsエビデンス分類
冠動脈バイパス術後における自覚症状と運動耐容能の改善および冠危険因子の是正を目的に運動療法を行う.	I	A	A	I
弁膜症術後における自覚症状と運動耐容能の改善を目的に運動療法を行う.	I	A	B	II
冠動脈バイパス術後の長期予後改善を目的に運動療法を考慮する.	IIa	B	B	I
心臓手術後は可及的早期の離床を考慮する.	IIa	B	B	I
心臓手術後に胸帯をルーチンに装着すべきでない.	III Harm	C	C1	IVb

4.1
有効性

　心臓手術後の運動療法は，運動耐容能，冠危険因子，自律神経活性，心機能と末梢機能，QOL，精神面，再入院率および医療費など，さまざまな面での有効性が証明され，欧米のガイドライン[27, 28)]でも強く推奨されている.

4.2
急性期

　術後の過剰な安静臥床は身体的デコンディショニングを生じ，各種合併症の発症を助長する. よって，術後急性期リハで

は，循環動態の安定化と並行して離床を進め，合併症の予防と身体機能の早期改善を目指す．

　離床を開始する際，**表30**や日本集中治療医学会のガイドライン[29]の基準（p. 96の**表59**）を参考にする．なお，基準をすべて満たさなくても，離床により得られる効果が大きいと判断すれば，厳重なモニタリング下に離床を図る．

　離床開始後は以下のステップアップ基準を確認しながら，運動内容を段階的に拡大していく．

① 胸痛，強い息切れ，強い疲労感（Borg指数＞13），めまい，ふらつき，下肢痛がない．
② 他覚的にチアノーゼ，顔面蒼白，冷汗が認められない．
③ 頻呼吸（30回/min以上）を認めない．
④ 運動による不整脈の増加や心房細動へのリズム変化がない．
⑤ 運動による虚血性心電図変化がない．
⑥ 運動による過度の血圧変化がない．
⑦ 運動で心拍数が30/min以上増加しない．

表30　心臓手術後の離床開始基準

以下の内容が否定されれば離床を開始できる．
1. 低心拍出量症候群（low output syndrome: LOS）により
   ①人工呼吸器，大動脈内バルーンパンピング装置，経皮的心肺補助装置などの生命維持装置が装着されている．
   ②ノルアドレナリンなどのカテコラミン製剤が大量に投与されている．
   ③カテコラミン製剤の投与下で収縮期血圧が80〜90 mmHg以下．
   ④四肢冷感，チアノーゼを認める．
   ⑤代謝性アシドーシスを認める．
   ⑥尿量0.5〜1.0 mL/kg/h以下が2時間以上続いている．
2. スワン・ガンツカテーテルが挿入されている．
3. 安静時心拍数が120/min以上．
4. 血圧が不安定（体位交換だけで血圧が下がる）．
5. 血行動態の安定しない不整脈（新たに発生した心房細動，Lown IVb以上の心室期外収縮）．
6. 安静時の呼吸困難や頻呼吸（呼吸回数30/min未満）．
7. 術後出血傾向が続いている．

⑧ 運動により動脈血酸素飽和度が90%以下に低下しない.

標準的なリハビリテーションプログラムを**表31**に示す。

表31 心臓手術後リハビリテーションの標準的な進行

ステージ	病日	リハビリテーション内容	経口	清潔	排泄	その他
0	0〜1	手足の自他動運動 受動座位・呼吸練習	氷片 飲水	清拭	ベッド上	気管チューブ抜管 嚥下機能の確認
I	1〜2	端座位10分×1〜2セット	食事・内服開始	清拭	ベッド上	カテーテル・動脈圧ライン抜去 ICU退室
II	1〜2	立位・足踏み×1〜2セット	食事・内服開始	清拭	ポータブル	ドレーン・尿管抜去、体重測定の開始
III	2〜3	室内歩行×1〜2セット	心臓病食	清拭・洗髪	室内トイレ	室内フリー、退院後の計画を立案
IV-1	3〜4	病棟内歩行（100 m）×1〜2セット	心臓病食	清拭・洗髪	棟内トイレ	棟内フリー、ペーシングワイヤー抜去
IV-2	4〜6	病棟内歩行（200〜500 m）×1〜2セット	心臓病食	シャワー	院内トイレ	院内フリー、運動負荷試験
V	7〜	階段昇降（1階分）機能訓練室	心臓病食	入浴可（許可あれば）	院内トイレ	有酸素運動を中心とした運動療法 退院後の生活指導

（わが国の複数の施設を参考に作成）

4.3
前期回復期

　回復期リハでは歩行自立やADL拡大に加え，社会生活への復帰が目標となる．そのため，運動耐容能の改善に加え，退院後の生活における自己管理能力獲得の支援を行う．

　一般に200 m歩行負荷が可能となった時点で，運動器具を使用した有酸素運動主体の運動療法を開始する．順調経過例において術後7日目からの有酸素運動は安全に施行でき，グラフト開存率の改善や運動耐容能の早期回復につながる．

　以下の場合に運動療法を開始する．

① 発熱がなく炎症反応が順調に改善傾向を示している．
② 心膜液・胸水貯留が甚だしくない．
③ 新たな心房粗細動がない．
④ 貧血はあってもヘモグロビン8 g/dL以上で改善傾向にある．

4.3.1
有酸素運動

　運動時の負荷強度は有酸素運動レベルが推奨され，可能ならCPXで求めた嫌気性代謝閾値（AT）を基に運動強度を設定する．その際，ATレベルであっても過度の血圧上昇や心筋虚血の徴候がみられれば運動強度を下げる必要がある．CPXを施行できない場合は症候限界性運動負荷心電図検査を行い，Karvonen法で算出した目標心拍数による運動処方を行う．なお，術後急性期は運動中の心拍数増加が少なくなるchronotropic incompetenceを呈することが多く，最高心拍数は運動負荷試験で実測すべきである．以上のいずれも実施できない場合は，Borg指数11〜13を目安に，十分な監視下で運動療法を行う．

4.3.2
レジスタンストレーニング

　術後のレジスタンストレーニングとして，等尺性運動ではなく複数の等張性運動を組み合わせてリズミカルに行うことが推奨されている[30]．下肢に対するレジスタンストレーニングは週2

～3回の頻度で，最大負荷量の 30 ～ 50％を 10 ～ 15 回繰り返す[31]．

4.3.3
胸骨切開部の保護

胸骨切開が施行された症例では，手術後5～8週間は上肢挙上時の負荷を5～8ポンド（2.27 ～ 3.63 kg）以下に制限する[32]よう指導する．

なお，胸帯は肋骨骨折に用いる装具であり，胸骨固定の効果はない．逆に胸郭運動を制限することで呼吸機能に悪影響を及ぼし，肺合併症を助長することが懸念される．したがって，胸帯はルーチンに使用すべきではない．代替手段として，体動または咳嗽時に胸骨を保護する胸骨補助帯の有効性が報告されている[33]．

4.3.4
患者教育

運動処方に基づく適切な運動療法の実施，生活全般，服薬，食事，禁煙，セルフモニタリング，創部の管理，緊急時の対応などの退院指導を，家族を交えて行う．

4.4
後期回復期，維持期

退院後の社会生活への復帰や新しい生活習慣の獲得を目標に，外来でリハを継続する．国内多施設研究より，外来リハへの積極的参加が冠動脈バイパス術（CABG）後の運動耐容能向上と長期予後改善をもたらすと報告されている[34]．

急性期～回復期のリハで向上した身体機能を維持するには，生涯にわたる運動療法の継続が必須である．

5.
経カテーテル大動脈弁留置術（TAVI）後

**表32　経カテーテル大動脈弁留置術（TAVI）前後の
心臓リハビリテーションの推奨とエビデンスレベル**

	推奨クラス	エビデンスレベル	Minds推奨グレード	Mindsエビデンス分類
周術期に心臓リハビリテーションを行う.	I	C	B	I
フレイルが疑われる患者に対してフレイルの評価を考慮する.	IIa	C	C1	V

　TAVI後患者に対する心リハは高齢者の慢性心不全に対する心リハがその中核となる．TAVIの対象となる高齢者には，一般的に抱えているフレイルの他に，低栄養，認知症，うつ状態など背景に多様性があり，個々の症例についてハートチームで評価することが推奨されている．

　TAVI後の心リハはTAVI特有の合併症を踏まえて行う必要がある．TAVIの周術期に起こりうる合併症は，大動脈弁輪破裂，ガイドワイヤによる穿孔とそれらに引き続く心タンポナーデで，また冠動脈閉塞は多くが術中に生じて致命的であり，緊急処置を要する．術後の心リハ施行時にはすでにそれらの問題は解決されているが，この他に弁周囲逆流，房室ブロックなどの不整脈，カテーテルのアクセスルートの損傷（解離やリンパ漏など）がある．経心尖部アプローチの場合は，前胸部の切開部やドレーン刺入部の疼痛，胸水貯留に伴う呼吸不全などを呈する場合もあり，術後心リハの進行に難渋することもある．

6.
不整脈，デバイス植込み後

※本項での「デバイス」は植込み型心臓電気デバイス（cardiac implantable electronic device: CIED）を指す．

6.1
不整脈と運動療法

表33　不整脈患者に対する心臓リハビリテーションの
推奨とエビデンスレベル

	推奨クラス	エビデンスレベル	Minds推奨グレード	Mindsエビデンス分類
運動耐容能が低下した，または心不全を合併する心房細動患者に対し，運動耐容能とQOLの改善を目的に運動療法を考慮する．	IIa	B	B	II
肥満を合併した心房細動患者に対し，心房細動の負担と症状の軽減を目的に体重減量および他の危険因子の管理を考慮する．	IIa	B	A	II
心房細動アブレーション後の運動耐容能の改善を目的に運動療法を考慮してもよい．	IIb	B	B	II
運動療法が禁忌となるような心室不整脈の患者に運動療法を行うべきではない．	III Harm	C	B	IVa

　上室期外収縮は予後が良好であり，治療対象となることはまれであるが，心房細動発症との関連が注目されている．

　心室期外収縮（単発，2連発まで）は自覚症状が軽微なら経過をみることが多いが，心室頻拍への移行や心臓突然死のリスク評価が推奨されている．運動負荷試験時の心室期外収縮増加

も危険因子である.

　心室不整脈については，米国心臓協会（AHA）のガイドラインなどでは，3連発以上や多形性が生じた場合は運動中止を考慮することとされている．再現性が乏しい場合も多いが，一般に運動により心室不整脈が増加する場合は注意を要する.

6.2
心房細動

6.2.1
発症予防

　運動療法は高血圧，冠動脈疾患，肥満，糖尿病，心不全に対する有効性がすでに確立されており，それらに対する有効性との相加的効果による心房細動（AF）発生抑制効果も期待できると考えられる.

　一般住民と高い運動能力を持つアスリートでは運動とAF発症リスクの関係が異なる．週3回，10年以上の持久系の運動を行っているようなアスリートでは，AF発症のリスクが高い[35]．一方で，一般住民では運動がAF発症を抑制する可能性があるといえる.

6.2.2
運動療法の有効性

　発作性AF患者に対する運動療法は安全に施行でき，運動耐容能を向上させるが，発作の抑制効果についてはまだエビデンスが不足していると考えられる．慢性AF患者の運動耐容能の改善にも運動療法は有効性が示されている.

6.2.3
運動療法の実際

　AF患者の多くは心不全を合併しているので，その評価を十分行ってから運動療法の適否を検討する．また，脳梗塞の予防の目的で抗凝固療法が行われていることが多いため，転倒などでの外傷による出血性合併症には十分注意し，服薬アドヒアランス，抗凝固のコントロール状態にも注意する.

　AF患者は運動負荷に対する心拍数上昇の程度が大きいことが多く，その反応は患者ごとに異なり，また体調によっても異なるため，心拍数による運動強度設定は困難である．運動強度の設定はCPXを用いた嫌気性代謝閾値（AT）処方を行うことが望ましいが，ATの検出が困難な場合は，運動耐容能（peak $\dot{V}O_2$）を評価し，運動強度設定はBorg指数を用いることもある．

　安静時に心拍数が110/minを超えているようであれば，その日の運動療法は中止するか，運動強度を下げるか運動時間を短くしたメニューを考慮する．また，運動療法導入後に心不全の自覚症状や他覚所見があれば，運動強度を下げることを含め，心不全に対する加療を行う必要がある．特に運動中の心拍数過上昇に注意し，心拍数が150/min以下の負荷で運動を実施することが推奨される．

6.3
デバイス植込み後

表34　デバイス植込み後の心不全患者に対する心臓リハビリテーションの推奨とエビデンスレベル

	推奨クラス	エビデンスレベル	Minds推奨グレード	Mindsエビデンス分類
植込み型除細動器（ICD）植込み後の心不全患者に対し運動耐容能とQOLの改善を目的に，運動療法と包括的な疾患指導を行う．	I	A	B	II
心臓再同期療法デバイス（CRT-P/CRT-D）植込み後の心不全患者に対しさらなる運動耐容能とQOLの改善を目的に，運動療法と包括的な疾患指導を行う．	I	B	B	II

表 34 デバイス植込み後の心不全患者に対する心臓リハビリ
テーションの推奨とエビデンスレベル（つづき）

	推奨クラス	エビデンスレベル	Minds推奨グレード	Mindsエビデンス分類
CRT-P/CRT-D 植込み後の心不全患者に対しさらなる心機能の改善を目的に運動療法を考慮する.	IIa	B	B	II
ペースメーカ, ICD, CRT-P/CRT-D 植込み後の心不全患者に対し, 運動負荷試験を用いた至適プログラム設定を考慮し, また運動耐容能と QOL の改善を目的に運動療法を考慮する.	IIa	B	B	II
心房細動合併, またはペースメーカ植込み後の心不全患者に対し, 心肺運動負荷試験により心拍応答や至適プログラムの決定, 運動時の血圧, 不整脈, 身体活動の程度の評価, 運動能力の変化と治療効果の評価を考慮する.	IIa	B	B	II

デバイス：植込み型心臓電気デバイス

6.3.1
適応

運動耐容能を改善するためには，運動療法と併せてペースメーカの設定調整も考慮する必要がある．

わが国では冠動脈疾患，拡張型心筋症を持つ患者への植込み型除細動器（ICD）植込みが多くを占め，心不全を合併している症例が多いため，植込み患者の多くは心リハの良い適応となる．

心臓再同期療法（CRT）のデバイス（CRT-P/CRT-D）植込み患者も心リハの良い適応となる．

6.3.2
運動療法，運動負荷試験における注意点

　ペーシング設定の調整において，運動中も下限レートから心拍数が上がらない場合は，心拍応答（レートレスポンス）機能を用いる．

　頻拍治療設定の調整では，心室頻拍（VT）や心室細動（VF）の検出レートを前もって確認しておき，VTゾーン，VFゾーンに到達しないように運動を行わせる．AF患者では運動中に心拍数が上がりやすいので注意を払う．

　デバイス植込み後いつから運動を開始するかについて統一的な見解はないが，血腫や出血など創部の状態やリード位置を確認しつつ，心不全のコントロールやVT，VFなどリスクの高い心室不整脈のコントロールができていれば運動を開始してもよいと考えられ，しばらく心電図監視下で不整脈の確認をしながら進める．植込み側の上肢の挙上については，退院までは外転90度（水平挙上）までに制限し，退院にあたり肩関節の可動域制限が生じるのを防ぐため，過度の安静は避けるよう指導する．

　CPXは運動耐容能の評価，運動処方の決定のみならずデバイスの設定にも有用であり，可能なかぎり実施して正確な運動処方を作成する．運動療法は心不全患者の場合に準じて行う．

7.
肺高血圧症

表35　肺高血圧症患者に対する心臓リハビリテーションの推奨とエビデンスレベル

	推奨クラス	エビデンスレベル	Minds推奨グレード	Mindsエビデンス分類
治療により安定状態にある中等症以下の肺動脈性肺高血圧症，慢性血栓塞栓性肺高血圧症に対し，経験豊富な施設において監視下での運動療法を考慮する.	IIa	B	B	II
バルーンを用いた肺動脈拡張術により肺循環動態が改善された慢性血栓塞栓性肺高血圧症に対し，経験豊富な施設において監視下での運動療法を考慮する.	IIa	B	B	III
症状を伴う過剰な身体活動は行うべきではない.	III Harm	C	C2	VI

　肺高血圧症（PH）のうち，PAH（pulmonary arterial hypertension）と CTEPH（chronic thromboembolic pulmonary hypertension）においては，治療の進歩による循環動態や生命予後の改善に伴い，標準的治療の付加治療として，運動耐容能やQOLの改善を目指すリハが認識されるようになってきた.

　薬物治療により循環動態が安定してから2ヵ月後以降に，心拍数や経皮的動脈血酸素飽和度（SpO_2）などのバイタルサインを監視の下，トレッドミル歩行，低仕事率での自転車エルゴメータや低強度でのレジスタンストレーニングが実施されている. PH治療およびリハの経験豊富な施設において，厳重な監視下にて，過度とならないよう慎重に実施するべきである.

8.
大動脈瘤，大動脈解離

表36　大動脈疾患患者に対する心臓リハビリテーションの
推奨とエビデンスレベル

		推奨クラス	エビデンスレベル	Minds推奨グレード	Mindsエビデンス分類
腹部大動脈に対する侵襲的治療の術前において，循環動態を監視しつつ，心肺機能の強化と術後予後の改善を図る目的で運動療法，呼吸リハビリテーションを行う．		I	A	B	I
大動脈外科手術後において，ADLや運動耐容能向上（合併症の抑制，在院日数の短縮，早期社会復帰）を目的として，運動療法や呼吸・嚥下リハビリテーションを行う．	腹部	I	A	B	II
	胸部	I	C	C1	V
内科治療の方針となった急性大動脈解離症例（主にStanford B型 uncomplicated）においては心拍数・血圧管理下のリハビリテーションプログラムに従った離床と日常生活への復帰を考慮する．		IIa	C	C1	V

8.1
待機侵襲的治療前

　大動脈手術症例の平均年齢は心臓手術のそれに比して高く，また高頻度で慢性閉塞性肺疾患（COPD）を合併するため，そのリハプログラムもこれらの違いを考慮したものでなければな

らない．待機大動脈手術の術前運動療法にて手術リスク低減や術後の合併症減少が期待できる．

8.2
侵襲的治療後

侵襲的治療後急性期リハの主目的は合併症の抑制や廃用症候群の予防である．近年のクリニカルパス普及に伴い，術後早期から離床を含めたリハプログラムが策定，開始される．

8.2.1
前期回復期の早期離床

離床条件が整えば（p. 50，**表30**を参照），できるだけ早期から離床，リハを開始する．早期離床プログラムには術前・術中の麻酔，手術術式，輸液・栄養管理も含まれる．

8.2.2
後期回復期（退院後）

大動脈解離術後症例においては多くの場合，病変が残存（残存解離）しており，その日常生活と身体活動に一定の制限を設けることが一般的となっている．すなわち3～5 METの有酸素運動を，1日30分程度（150分/週）を目安としたものが推奨され，努責を伴う身体負荷（最大筋力に近いレジスタンストレーニング，ベンチプレスや強度の等尺性負荷），息が切れる程度の運動，いきみを伴う排便などは避けるべきである[36]．

残存病変のない大動脈瘤術後の回復期には心臓手術後のリハに準じた運動療法を継続することが推奨される．入院および外来での後期回復期リハ後には維持期リハへと移行するが，禁煙や減塩，運動などの生活習慣を継続できるよう，急性期から回復期にかけて多職種による多面的な行動変容支援を行うことが望ましい．

8.3
急性大動脈解離

8.3.1
適応

　発症急性期に侵襲的治療を必要としないと判断された uncomplicated急性大動脈解離症例には，発症24時間以内のベッド上安静と，それに引き続く日常生活・社会復帰のためのリハが必要となる．ただし，急性期（発症後14日以内）や亜急性期（発症後3ヵ月以内）にcomplicatedへ転換する症例もあり，リハ指導者がその変化に気づく場合も多い．現在の「complicated」の定義は以下の5項目である[37, 38]．
① 破裂，切迫破裂
② 灌流障害：腹部主要分枝，下肢，脊髄神経などへの灌流障害
③ 適切な薬物治療下で持続または再発する痛み
④ 適切な薬物治療下でコントロール不可能な高血圧
⑤ 大きな大動脈径（胸部大動脈瘤合併），または急速拡大する大動脈解離

　「uncomplicated」の判断は上記5項目いずれにも当てはまらない症例であるが，②～⑤は急性期・亜急性期のリハ中に発生することもあり，侵襲的治療の適応について再検討する必要がある．

8.3.2
方法

　急性期（発症後14日以内）に侵襲的治療を行わなかった症例は，急性期の大動脈イベント（破裂や灌流障害）を防ぐため，最初の24時間はベッド上で過ごすこととなる．

　表37に典型的な早期リハのスケジュールを示す[39]．この時期における循環動態の管理は，安静時は心拍数＜60/min，収縮期血圧≦120 mmHg，運動療法中は心拍数＜100/min，収縮期血圧≦140 mmHgを目標とする．

表37 Stanford B型 uncomplicated 急性大動脈解離発症後の早期リハビリテーションプログラムの例

病日	安静度	洗顔	排尿・排便	経口摂取	清潔	バイタルサインのチェック	CT検査
発症日	床上安静	ベッド上介助あり	ベッド上（尿道カテーテル）	なし	清拭（介助あり）	2時間ごと	○
1	自力座位	ベッド上介助なし	→	介助あり	→	→	
2	ベッド周囲・歩行可（トイレ歩行可）	室内洗顔	室内トイレ	介助なし	清拭（介助なし）	3時間ごと	
3	→	→	病棟内トイレ	→	→	4時間ごと	○（症状残存，病状悪化なら）
4	病棟内自由歩行	病棟内洗面所	→	→	→	→	
5	病棟フロア自由歩行	→	→	→	→	→	
6	→	→	→	→	→	→	
7	院内自由歩行	→	→	→	シャワー可	→	○

(Niino T, et al. 2009 [39] より作表)

　大動脈解離後の生活制限，運動制限の目安を**表38**に示す[36,40]．

表38　大動脈解離後（亜急性期〜慢性期）の患者に対する生活制限・運動制限の目安

運動
〔推奨〕 ● 中等度の有酸素運動（3〜5 MET）30分／日を150分／週以上行うこと ● ハイキング ● スノーケリング ● ゴルフ ● テニス ● サイクリング ● 12 RM以上のウェイトトレーニング 〔推奨しない〕 ● ウェイトリフティング ● 競技スポーツ ● 最大筋力を用いた運動 ● 1〜11 RMのウェイトトレーニング
日常生活 ● 通常生活に制限なし（ただし適切な発症後のリハビリテーションを経た症例） ● セックス ● 階段昇降 ● ガーデニング ● 買い物 ● 旅行（飛行機，20 kgまでの重量物の運搬）

RM（repetition maximum）：最大反復回数

（Chaddha A, et al. 2014 [36)], Spanos K, et al. 2018 [40)] より作表）

9.
末梢動脈疾患

9.1
基本的治療としての心臓リハビリテーション

表 39　跛行のある末梢動脈疾患患者に対する運動療法の
　　　　推奨とエビデンスレベル

	推奨クラス	エビデンスレベル	Minds推奨グレード	Mindsエビデンス分類
監視下トレッドミル運動療法を行う（3ヵ月以上）.	I	A	A	I
血行再建術前に監視下トレッドミル運動療法を行う.	I	B	B	I
血行再建術後に運動療法を行う.	I	A	A	I
監視下運動療法を行うのが困難な患者に非監視下運動療法を考慮する（3ヵ月以上）.	IIa	A	A	II
監視下で上肢または下肢のエルゴメータ運動を考慮する.	IIa	A	B	II

表 40　末梢動脈疾患患者に対する包括的心臓リハビリテーション
　　　　プログラムの推奨とエビデンスレベル

	推奨クラス	エビデンスレベル	Minds推奨グレード	Mindsエビデンス分類
完全禁煙を指導する.	I	A	A	I
糖尿病合併患者には血糖管理を行う.	I	C	A	II
インフルエンザワクチン接種を勧める.	I	C	A	II

	推奨クラス	エビデンスレベル	Minds推奨グレード	Mindsエビデンス分類
心筋梗塞・脳梗塞の予防目的で抗血小板薬を投与する.	I	A	A	I
脂質異常症合併患者にはスタチンを投与する.	I	A	A	I
降圧薬による血圧管理を行う.	I	A	A	I
抗凝固薬の投与は推奨されない.	III No benefit	A	D	II

　重症虚血肢以外の末梢動脈疾患において運動療法は基本的治療である. 重症虚血肢においては, まず血管内治療やバイパス術を行い, 救肢に努めるべきであるが (**図6**)[41-44], その後に運動療法をしっかり指導しなければ日常活動量はあまり増えない.
　また, 包括的心リハプログラムとして, 完全禁煙, 高血圧合併例への降圧薬と減塩による血圧管理, 糖尿病の血糖管理, 抗血小板薬やスタチンなどの適切な薬物治療を継続する.

9.2
適応と禁忌

　運動療法の適応となるのは, 間欠性跛行の有無にかかわらず, 慢性末梢動脈狭窄を呈している症例である. 臨床症状による重症度分類にはFontaine分類とRutherford分類が頻用される (**表41**)[45].
　運動療法が禁忌となるのは急性動脈閉塞 (塞栓症・血栓症) と感染を伴う重症虚血肢である. 下肢虚血が高度で潰瘍や壊疽がある例では, 感染がなければ, 免荷した状態での軽い運動に留める.

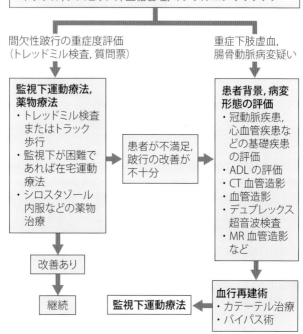

図6　末梢動脈疾患の治療アルゴリズム

Fontaine 分類 I，II 度の軽〜中等度症例では，監視下での運動療法と抗血小板薬の投与を行い，約3ヵ月後に症状の改善がなければ血行再建療法を薦めるべきである．Fontane 分類 III，IV 度の重症虚血肢（CLI）では，CT・MRI・エコー検査で詳細な局所診断を行った後，血行再建療法を選択，その後に運動指導を行う．運動療法の禁忌となるのは，CLIに感染を合併した場合，急性動脈閉塞（塞栓症，血栓症），重篤な合併症（不安定狭心症，うっ血性心不全，重症大動脈弁狭窄，感染症など）を有する場合である．

(Gerhard-Herman MD, et al. 2017 [41]), McDermott MM. 2017 [42]), Treat-Jacobson D, et al. 2019 [43]), 日本循環器学会. 2016 [44]) より作図)

表 41　症状に基づく末梢動脈疾患の分類と治療法

Fontaine分類	Rutherford分類	治療法
I：無症候	0：無症候	動脈硬化リスク管理，抗血小板薬，運動療法，フットケア
IIa：軽度跛行 （＞300 m）	1：軽度跛行	動脈硬化リスク管理，運動療法，抗血小板薬，フットケア
IIb：中等度〜高度跛行	2：中等度跛行	運動療法，抗血小板薬，血行再建術，動脈硬化リスク管理
	3：重度跛行	
III：安静時疼痛	4：安静時疼痛	血行再建術，抗血小板薬，運動療法，フットケア，動脈硬化リスク管理
IV：潰瘍，壊疽	5：組織小欠損	血行再建術＋創部処置，抗血小板薬，血行再建後に感染がなければ除圧し運動療法，動脈硬化リスク管理
	6：組織大欠損	

（Norgren L, et al. 2007 [45]）より作表）

9.3
運動療法のプロトコル

9.3.1
準備

　血圧や心電図をモニタリングしながら運動負荷試験を行い，狭心症状や心電図変化がないこと，不整脈の出現がないことを確認する必要がある．重症度評価にガードナープロトコル・トレッドミルを用いた歩行距離測定と，運動前後の足関節血圧測定が有用で，跛行症状の指標として治療前後での評価に用いられる．

9.3.2
監視下と非監視下

　運動療法は監視下が推奨されている．しかしながら，現実的には頻回の通院が困難など，さまざまな理由から監視下運動療法が難しい患者が多いため，非監視下歩行運動（内服薬併用在宅運動療法）を可能なかぎり早期に開始し，歩数計による歩数チェックと運動日誌を用いて，運動習慣が定着するよう支援する必要がある．

9.3.3
運動処方

　正しい運動療法の習得と患者教育のために，可能であれば初めは監視下運動療法を行い，その後は外来通院での運動療法へと移行する方法をとる．血行再建術により歩けるようになった後でも，予後改善のための運動療法の指導を同様に行う（**図6**）．

　間欠性跛行にはトレッドミルやトラック歩行，水中歩行が推奨されている．運動トレーニングは，①ウォームアップ，②歩行運動，③クールダウンの順番でプログラムを立てて行う．

　トレッドミル歩行の設定は傾斜12％，速度2.4 km/hから開始して，亜最大負荷である「かなりつらい」程度（Borg指数15～17）の下肢疼痛が生じるまで歩くことが推奨されている[46-48]（**表42**）．

表42　末梢動脈疾患患者に対する監視下運動療法プログラム

1. 準備運動として，ストレッチングを10分間実施する．
2. 初回運動強度の設定は，ガードナープロトコル・トレッドミルの最大歩行時間を参考にして，3～5分で跛行が出現する速度でトレッドミル歩行運動を実施する．Borg指数15～17の「かなりきつい」まで続けて歩かせる．
3. 数分間の休憩をはさんで，再び2のトレッドミル歩行運動を実施する．
4. このインターバル歩行トレーニングを約30～60分続ける．
5. 整理体操を行い終了．

9.4
薬物治療との組み合わせ

　シロスタゾール（ホスホジエステラーゼIII阻害薬）は，間欠性跛行を有する末梢動脈疾患患者を対象とした研究で最大歩行距離の有意な延長が認められ，TASC II[45]，米国心臓病学会／米国心臓協会（ACC/AHA）[41]，日本循環器学会[44]のガイドラインで第一選択薬として推奨されている（**図6**）．心不全合併例などシロスタゾールの使用が困難な症例には，サルポグレラート（セロトニン受容体拮抗薬），プロスタグランジン製剤，エイコサペンタエン酸製剤を選択する．跛行症状の改善効果は乏しいが，心血管イベント抑制効果が期待される抗血小板薬（アスピリン，クロピドグレル）も推奨されている．スタチンも予後改善と跛行症状改善のエビデンスがある．

9.5
血行再建術後

　血行再建術後の運動療法指導は，その後の二次予防や心血管イベント予防の観点から重要であり，合併症がなければ術後翌日から開始すべきである（**図6**）．

第5章 特別な患者群に対する心臓リハビリテーション

1.
高齢心疾患患者

表43 高齢心疾患患者に対する心臓リハビリテーションの推奨とエビデンスレベル

	推奨クラス	エビデンスレベル	Minds推奨グレード	Minds エビデンス分類
高齢の冠動脈疾患患者に対し運動耐容能や筋力，QOL の改善を目的に有酸素運動とレジスタンストレーニングを併用する．	I	A	A	II
高齢の冠動脈疾患患者に対し冠危険因子の是正を目的に有酸素運動を行う．	I	A	A	II
高齢の心不全患者に対し QOL の改善を目的に運動療法を行う．	I	A	B	II
高齢の心不全患者に対し運動耐容能や身体機能の改善を目的に有酸素運動やレジスタンストレーニング，バランストレーニングや柔軟体操から構成される複合的な運動療法を考慮する．	IIa	A	B	II
フレイル・サルコペニアを合併する高齢の心疾患患者に対し運動耐容能や筋力の向上を目的に運動療法と栄養療法の併用を考慮する．	IIa	B	B	II

	推奨クラス	エビデンスレベル	Minds推奨グレード	Mindsエビデンス分類
高齢の心不全患者に対し予後の改善を目的に患者教育を考慮してもよい.	IIb	B	C1	II
超高齢の心疾患患者に対し身体機能の改善を目的にレジスタンストレーニングを考慮してもよい.	IIb	C	C1	VI

　高齢心疾患患者は多くの合併疾患を有していることが特徴であり，これらが予後を規定したり，心リハへの参加を妨げたりする要因となるため，運動療法時には高齢者特有の注意点がある（**表44**）.

　高齢心疾患患者に対する急性期から慢性期までの心リハプログラムのフローチャートを**図7**に示す.

1.1
冠動脈疾患

　高齢冠動脈疾患患者に対する有酸素運動の効果として，非高齢者と同様に運動耐容能の改善，冠危険因子の是正，健康関連QOL（HRQOL）や抑うつなどの精神・心理的因子の改善が報告されている．さらに，有酸素運動とレジスタンストレーニングの併用により，有酸素運動単独と比較して筋力が有意に向上することも報告されている.

1.2
心不全

　高齢心不全患者に対する運動療法の有効性のエビデンスは十分とはいえない．運動療法を含む包括的な在宅心リハの効果を検証した報告では，運動耐容能は有意に改善されなかったがQOLは有意に改善され，在宅運動療法に関連する有害事象は発生しなかった[49].

表44 高齢心疾患患者に対する運動療法実施時の注意点

目的・対象	主な注意点
合併疾患への配慮	
脳血管障害，貧血	めまい，ふらつきへの対応
肝・腎障害	障害臓器の血流量低下
前立腺疾患	自転車エルゴメータは避ける
骨関節疾患	症状や状態に応じて負荷を回避または関節周囲の筋力を増強
閉塞性肺疾患	運動に伴う低酸素血症
消化器疾患（癌を含む）	エネルギーの摂取量と消費量のバランス
末梢動脈疾患	有酸素運動は歩行を推奨 下肢潰瘍に留意
生理的予備能の低下	心拍数や血圧変動が大きく，当日の体調により運動処方を決定 脱水や電解質異常
フレイル	個々の状態に応じてバランス機能改善を図る 低負荷高回数の運動処方
バランス機能障害，視覚障害	運動療法中の転倒
リビングウィルの尊重	運動療法が身体的苦痛を与えていないか留意 患者との対話を有効活用 患者の目標や人生観を把握

1.3
フレイル，サルコペニアの合併

　わが国における高齢心不全患者のフレイル合併率は60〜82％であり，フレイルの合併や歩行速度の低下は予後を悪化させる要因となる[50]. しかしながら，フレイルを合併する高齢心疾患患者に対する包括的な心リハのエビデンスは十分ではない.

　わが国における高齢心疾患患者のサルコペニア合併率は44％

と報告されている[51].サルコペニアを合併した高齢心疾患患者に対する心リハの効果を検証した報告はない.

1.4
超高齢患者

　平均年齢が87歳で施設入所中の高齢者を対象に運動療法の効果を検証した研究では,レジスタンストレーニングに有酸素運動とバランストレーニングを組み合わせた運動プログラムによって,身体機能が向上するだけでなく転倒リスクが低下したとの報告がある[52].超高齢者への運動療法によって重大な有害事象を引き起こしたという報告はないが,筋肉痛や膝痛によって運動を中断した例が報告されている.

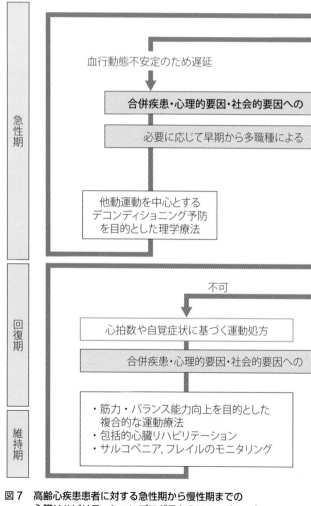

**図7 高齢心疾患患者に対する急性期から慢性期までの
心臓リハビリテーションプログラムのフローチャート**

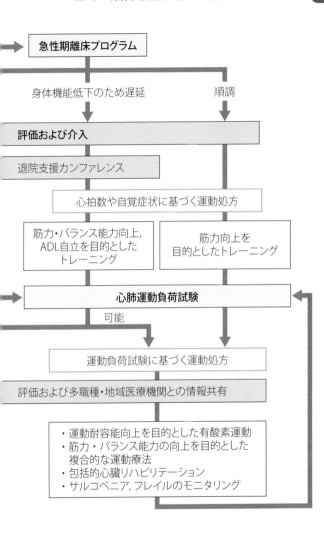

2.
小児心疾患患者

2.1
先天性心疾患

**表45　先天性心疾患の小児患者に対する運動療法の推奨と
　　　　エビデンスレベル**

	推奨 クラス	エビデンス レベル	Minds 推奨 グレード	Minds エビデンス 分類
運動耐容能増加，QOL改善 を目的として運動療法実施を 考慮する．	IIa	B	B	II

注）運動療法実施に際しては，疾患特異性を十分に考慮して行うことが
望ましい．

　現時点では先天性心疾患に対する運動療法を中心とする心リ
ハに関する明確なガイドラインがないため，疾患，重症度，時
期（年齢）を考慮して，個々の症例ごとに判断せざるをえない．

　先天性心疾患の運動療法の目的は，運動耐容能の低下や運動
に対し異常な心血管反応を示す病児において，①運動耐容能を
改善し，運動の安全性獲得とQOLの向上を図る，②積極的な
社会参加と生産的役割の向上を図る，③運動習慣を身につけて
将来的な高血圧，糖尿病，脂質異常症などの冠危険因子の是正
を図る，以上の3点である．

　運動耐容能の評価には一般的にCPXが行われる．運動強度
は疾患と患者の特異性を考慮して処方するが，特に明らかな心
室機能低下や不整脈の危険性・既往には注意が必要である．先
天性心疾患患者に対する運動療法のプロトコルは，10分の
ウォームアップまたはストレッチング，40分の有酸素運動，10
分のクールダウンを行うのが一般的と考えられる．運動強度は
心拍数予備能の60〜70％，最高心拍数の65〜80％，嫌気性代
謝閾値（AT）の心拍数，peak $\dot{V}O_2$の80％以下などが目安になる

と考えられる．ただし，心疾患の重症度に応じて運動強度は異なるべきである．また回数は週2〜3回，時間は1回約60分，期間は約12週間の処方が一般的である．

2.2
QT延長症候群

表46　QT延長症候群患者に対する運動制限の推奨と
エビデンスレベル

	推奨クラス	エビデンスレベル	Minds推奨グレード	Mindsエビデンス分類
QT延長症候群による心停止または失神の既往がある患者に対するクラスIAまでの運動制限を考慮する．	IIa	C	C2	VI
無症状でQT延長が境界域（男< 470 ms，女< 480 ms）の患者に対するクラスIAまでの運動制限を考慮する．	IIa	C	C2	VI
QT延長症候群の遺伝子変異を認めるがQT延長を認めない患者に対するすべての運動許可を考慮する．ただし1型（LQT1）の患者は水泳を控える．	IIa	C	C2	VI
植込み型除細動器（ICD）を植え込んだQT延長症候群の患者に対するすべてのスポーツへの参加制限を考慮する．	IIa	C	C2	VI

注）クラスIAとは，動的運動強度がpeak $\dot{V}O_2$ の40%未満（I：軽度）で，静的運動強度が最大随意筋力の20%未満（A：軽度）の運動強度である．

　QT延長症候群の管理としては，1型（LQT1）では監視なしで特に水泳などの真剣に行う運動を避けること，2型（LQT2）では突然の大きい音（目覚まし時計，電話のベル音など）を避けること，すべてのQT延長症候群でQTを延長する可能性のある

薬物は避けること，などが提唱されている[53]．

2.3
心臓移植後

表47　心臓移植後の小児に対する運動療法の推奨と
エビデンスレベル

	推奨クラス	エビデンスレベル	Minds推奨グレード	Mindsエビデンス分類
運動療法を考慮してもよい．	IIb	C	B	V

現在わが国の小児心臓移植患者は徐々に増加している．小児の心臓移植の対象はほとんどが拡張型または拘束型心筋症である．心臓移植後の小児では運動能力は健康小児に比べて明らかに劣っていることが報告されている[54]．

3.
静注強心薬投与中の心不全患者

表48　静注強心薬投与中の心不全患者に対する
心臓リハビリテーションの推奨とエビデンスレベル

	推奨クラス	エビデンスレベル	Minds推奨グレード	Mindsエビデンス分類
血行動態の安定した患者に対しデコンディショニングの進行予防や改善を目的に考慮してもよい．	IIb	C	C1	V

急性心不全または重症心不全で，血行動態が不安定または安静時にも呼吸困難などの症状がある場合，運動療法は原則禁忌である．しかし近年，静注強心薬投与中の重症心不全患者であっても，血行動態が安定し安静時の症状がなければ，多くの施設で病状に応じた運動療法が実施されている．

3.1
目的と適応

　静注強心薬投与中の患者は，すでに慢性心不全としての経過が長く，複数回の入院歴を有し，低栄養状態やサルコペニア，フレイルを合併していることが少なくない．加えて入院後，強心薬開始から安定期に達するまで安静臥床を強いられることにより，さらにデコンディショニングが進行し，その後も強心薬離脱と退院までに長期間を要する．したがって静注強心薬離脱を待たず，より早期に心リハを導入するのが，デコンディショニングの進行予防と改善，早期退院のために有効と考えられる．

　静注強心薬投与中の心不全患者で心リハの適応となるのは，通常の慢性心不全患者と同様，運動療法の禁忌項目（p. 41の**表24**を参照）を認めず，血行動態的にコントロールされ安定期に達した状態，つまり少なくとも過去3日間で心不全の自覚症状（呼吸困難，易疲労感など）と身体所見（浮腫，肺うっ血など）の増悪を認めず，過度の体液貯留や脱水状態ではない状態である．また，入院前はADLの面で十分に自立しており，心リハへの理解と意欲があることも必要条件となる．

3.2
心臓リハビリテーションの実際

　心リハは病状に合わせて，離床訓練（座位での膝関節伸展運動や踵上げ），低強度レジスタンストレーニング（立位での踵上げやハーフスクワット，立位訓練），有酸素運動（病棟内の短距離歩行，自転車エルゴメータ）へと，慎重かつ段階的に進行させる．一つの運動がBorg指数13以下で安定して実施可能となれば，次の段階に進むか，時間・強度・距離などを漸増する（**表49**）．リハ実施中は，患者の自覚症状やバイタルサインの変化に十分注意し，場合により病棟看護師とも連携して，心電図モニターを厳重に監視する．

表49 静注強心薬投与中の心不全患者に対する段階的
　　　リハビリテーションプログラム
　　　（国立循環器病研究センターの例）

場所	運動内容	回数，時間，距離，強度
ベッド上	受動座位 臥位での下肢屈曲伸展運動 端座位 座位での踵上げ 座位での膝関節伸展運動	5〜10分 5〜10回×3セット 5〜10分 5〜10回×3セット 5〜10回×3セット
病室内	立位保持 立位での踵上げ 立ち上がり運動 足踏み運動	10秒〜1分 5〜10回×3セット 5〜10回×3セット 10秒〜1分
病棟内	立位での踵上げ ハーフスクワット 歩行	5〜10回×3セット 5〜10回×3セット 10〜200 m
心臓リハビリテーション室	自転車エルゴメータ	10〜20 W×5〜20分
	各種低強度レジスタンストレーニング	

<u>3.3</u>
リスクと中止基準

　すべての心不全患者に対して同一の中止基準を適用すること
は困難であるが，基本的な中止基準（**表50**）に，病状に応じて
修正を加えることで，安全にリハを実施することが可能である.

**表50　静注強心薬投与中の心不全患者に対するリハビリテーション
　　　　動作の中止基準
　　　　（国立循環器病研究センターの例）**

1) 自覚症状：息切れ・疲労感（Borg指数14以上），意識障害，めまい，
   ふらつき，冷汗など
2) 心拍数（洞調律の場合）：50/min未満または130/min以上，また
   は安静時より30/min以上の増加
3) 収縮期血圧：70 mmHg未満，または安静時より20 mmHg以上
   の低下
4) 新たな不整脈の出現
5) 経皮的動脈血酸素飽和度（SpO_2）：90%未満
6) 点滴ライントラブルの発生

4.
補助人工心臓装着後，心臓移植後

4.1
補助人工心臓装着後

表 51　補助人工心臓装着術後の心臓リハビリテーションの
推奨とエビデンスレベル

	推奨クラス	エビデンスレベル	Minds 推奨グレード	Minds エビデンス分類
参加可能なすべての患者に対して包括的リハビリテーションプログラムを実施する.	I	B	B	III
有酸素運動とレジスタンストレーニングを組み合わせた運動療法を行う.	I	C	B	III
補助人工心臓装着患者の管理に精通した施設で行う.	I	C	C1	IVb
自覚的運動強度または心肺運動負荷試験による運動処方に基づいた運動療法を考慮する.	IIa	C	B	III
運動耐容能の評価と適正な運動処方を目的に 6 分間歩行試験と心肺運動負荷試験を定期的に行うことを考慮する.	IIa	C	B	III

　内科的治療に抵抗性の重症心不全に対する治療手段として補助人工心臓 (VAD) が普及しつつある. VADには体外設置型と植込型があり，体循環を補助するのか，肺循環を補助するのか，または両方かによって左心補助人工心臓 (LVAD)，右心補助人工心臓 (RVAD)，両心補助人工心臓 (BiVAD) に分類される.

　表52にVAD装着術後患者に対する心リハの目的を示す.

表52 補助人工心臓（VAD）装着患者に対する心臓リハビリテーションの目的

時相	目的と意義
急性期	• 長期の安静・廃用によるデコンディショニングの改善 • 自宅での生活が可能な日常生活動作能力の獲得 • VAD装着下での安全な日常動作の確立
前期回復期	• 長期のVAD装着下での社会復帰に向けた運動耐容能の改善と精神的健康・QOLの回復 • VADの安全な管理とドライブラインのケア，抗凝固療法の管理についての教育・支援 • VAD関連合併症やその予防・認識・対処についての教育と支援
後期回復期 〜維持期	前期回復期の内容に加えて， • （介護者も含めた）VAD装置の安全管理の教育・支援 • （心臓移植待機患者の場合）心臓移植手術に備えた教育・支援

4.1.1
リハビリテーションの実際

　前期回復期においては，VADを装着した状態での病棟歩行が安定したら，慢性心不全に対する運動プログラム（p. 46，**表28**を参照）に準じて，自転車エルゴメータやトレッドミルを用いた有酸素運動とレジスタンストレーニングを組み合わせた運動療法を行う．ただし，ボート漕ぎのように腹部を大きく屈曲するなど腹筋を使うような運動，急激に体位を変換するような運動は控える．有酸素運動のほかに下肢を中心としたレジスタンストレーニングも推奨される．6分間歩行試験やCPXを行い，運動耐容能を評価して適切な運動処方を決定することが望ましい．

　この時期には運動療法に加えて，長期のVAD管理，特に植込型LVADの場合には在宅での管理を目指し，VADの駆動状況や体重，バイタルサイン，自覚症状などのモニタリング，VADの安全な取り扱いとドライブラインのケア，抗凝固薬など

の服薬管理，さらにはVAD装着に伴う合併症やその予防，認識，対処についての教育や支援も重要である．これらの教育と支援は多職種で行うことが望ましく，患者本人だけでなく介護者も含めて行う必要がある．

後期回復期・維持期においては，植込型LVAD装着後は自宅復帰後も，運動耐容能の維持・改善，QOLの改善のため心リハを継続することが望ましい．

4.1.2
注意点と観察項目

VAD装着患者の運動療法にあたって最も重要なことは安全管理である．**表53**に心リハ実施にあたってのVAD装着患者特有の注意点を，**表54**にVAD装着患者の運動療法施行中の観察項目と管理目標，中止基準を示す．なお，脳合併症や感染症，右心不全などの遠隔期合併がリハを遅延させることがあるが，そのような場合は医師の診察を経たうえでリハの可否を判断する．

表53　補助人工心臓（VAD）装着患者に対する心臓リハビリテーションでの注意点

	注意点
VADの取り扱い	• VADを装着した状態での安全な動作，体外の身辺機器の安全な取り扱いに注意する． • VADのバッテリー残量の確認や外部電源への接続，運動療法中のVADの動作状況やアラーム発生に注意する． • ドライブラインや送血・脱血カニューレの皮膚貫通部の固定を確認する．
患者の動作	• 腹部の大きな屈曲動作を避け，ドライブラインやカニューレによる皮膚損傷や感染の危険性を最小限にする．
VADの動作状況の観察	• 連続流のVADでは，血圧や脈拍，経皮的動脈血酸素飽和度（SpO₂）の測定が困難なことが多く，患者の意識レベルや呼吸状態，顔色，四肢冷感などに常に注意する．

表54　補助人工心臓（VAD）装着患者に対する運動療法施行中の観察項目と管理目標，中止基準

植込型VADおよび連続流体外設置型VAD		
観察項目	管理目標	運動中止基準
自覚症状	Borg指数11〜13	Borg指数15以上 めまい，ふらつき，失神，頭痛，胸部不快，呼吸困難
VAD流量	運動前と比較して有意な低下がない	3 L/min以下 低流量アラーム 機器トラブル
血圧	平均血圧80 mmHg以下で低血圧症状なし	平均血圧90 mmHg以上 または低血圧症状出現
心電図モニター	頻脈性不整脈なし	頻脈性不整脈出現
酸素飽和度	$SpO_2 \geq 90\%$	$SpO_2 < 90\%$
カニューレ，ドライブライン	固定良好 疼痛・出血なし	固定不十分 疼痛・出血あり
拍動流体外設置型VAD		
観察項目	管理目標	運動中止基準
自覚症状	植込型VADに同じ	
VAD流量	植込型VADに同じ	
血圧	130/85 mmHg未満	収縮期血圧が150 mmHg以上 または80 mmHg以下 または運動前より20 mmHg以上低下
心電図モニター	植込型VADに同じ	
酸素飽和度	植込型VADに同じ	
カニューレ，ドライブライン	植込型VADに同じ	

4.2
心臓移植後

表55　心臓移植術後患者に対する心臓リハビリテーションの
　　　推奨とエビデンスレベル

	推奨クラス	エビデンスレベル	Minds推奨グレード	Mindsエビデンス分類
すべての参加可能な患者に対して包括的リハビリテーションプログラムを実施する.	I	A	A	I
心臓移植術後患者の管理に精通した施設で行うことを考慮する.	IIa	B	B	II
有酸素運動とレジスタンストレーニングを組み合わせた運動療法を考慮する.	IIa	B	B	II
自覚的運動強度または心肺運動負荷試験による運動処方に基づいた運動療法を考慮する.	IIa	C	C1	III
運動耐容能の評価と適正な運動処方を目的に6分間歩行試験と心肺運動負荷試験を定期的に行うことを考慮する.	IIa	C	C1	III

4.2.1
患者の特徴

　心臓移植後患者に対する運動耐容能の改善を目的とした早期からの運動療法の実施は妥当である. 心臓移植後は, 長期にわたる待機期間中の活動制限のために運動療法が必須であるが, 特有の循環器系反応などに配慮した運動指導が必要となる.

　心臓移植後は心機能が正常化すると思われがちであるが, 除神経心であることに加えて, 摘出前の状況, 摘出時の虚血, 拒絶反応などにより心筋障害を認めるため, 運動への心臓の反応が通常と異なり, 運動耐容能も正常化しないことが多い.

リハビリテーションの実際

　移植後3ヵ月以内の急性期は感染症を発症しやすいため，感染予防が重要となる．移植後3週間程度はクリーンルームまたは移植専門病棟内でリハを行う．移植後早期から，長期安静臥床による合併症を防止し，精神的ストレスを軽減するために，早期離床，移植病棟内歩行などを行う．運動強度は患者の体調や筋力などの運動能力にあわせて実施する．

　回復期においては，移植心は除神経心であるため，心拍数を指標にした運動強度の設定が困難であり，自覚的運動強度（Borg指数）13および酸素摂取量（$\dot{V}O_2$）にもとづいて運動強度の設定を行い，peak $\dot{V}O_2$の40〜60%を目安とする[5,55]．運動の頻度は週に3〜5回，運動時間は1回20〜60分程度とする[56]．退院時に可能なかぎり外来通院型心リハへの参加を指導する．

　維持期においては，回復期に得られた良好な身体的・精神的機能を，社会復帰後も生涯にわたって維持し，快適で質の高い生活を送ることを目的として行う．移植後冠動脈疾患は心臓移植後の死因の上位を占めているが，移植心は除神経されているため胸痛がなく，発見が遅れ，運動を継続すれば致死的な不整脈が発生することもあるので，運動療法中の心電図モニタリングは重要である．運動強度の設定はおおむね回復期に準じる．自覚的運動強度（Borg指数）13と$\dot{V}O_2$にもとづいて運動強度の設定を行い，peak $\dot{V}O_2$の40〜60%を目安とする[5,55]．運動の頻度は週に3〜5回，運動時間は1回20〜60分程度とする[56]．

5.
心疾患合併がん患者

5.1
がん医療の進歩と腫瘍循環器学

　超高齢社会の到来と医学の進歩により，がんサバイバーの数が急増しつつある．特に心血管疾患の既往や心血管危険因子を

有する高リスク患者に対するがん治療には注意が必要である. さらに，放射線治療や抗がん薬の心毒性に加え，分子標的薬や免疫チェックポイント阻害薬などの新薬により顕在化しつつある，がん治療関連心血管疾患への対応も急務である.

　腫瘍循環器学は高リスク患者に対するがん治療の完遂と，高リスク治療を受けたがんサバイバーの予後改善を共通目的とする，新しい学際領域連携である.

5.2
腫瘍循環器リハビリテーション

　がんサバイバーでは従来型の心血管危険因子に加え，がん治療後の心肺持久力低下などの新たな危険因子が存在する. したがって，がん患者においても運動療法に生活習慣改善を加えるなど，包括的心リハの手法が必要である. 具体的手法は以下のとおりである.

① がん患者の心血管危険因子の評価と介入
② バイタルサインや臨床症状などの管理
③ 心血管アウトカムを指標とする長期的運動療法
④ がん医療に合わせた個別化運動療法
⑤ 複数の手法の組み合わせ

第6章　運動療法の実際

1.
運動・トレーニングの種類

1.1
有酸素運動

　有酸素運動は大きな筋群を使うリズミカルで動的かつ有気的エネルギー産生でまかなえる強度の運動を一定時間行う．代表的な運動様式として，ウォーキング，自転車エルゴメータでの運動がある．ランニング，サイクリング，水泳，水中ウォーキングなども，ATレベル以下であれば有酸素運動に該当する．エアロビクスや集団スポーツも有酸素運動として取り入れられることがあるが，競技性のない運動であることが前提である．

　有酸素運動はウォームアップ，持久運動，クールダウンの流れで行う．

　表56に運動時の注意点に関する米国心臓協会（AHA）のステートメントをまとめた[57]．

1.2
レジスタンストレーニング

　心疾患患者に処方するレジスタンストレーニングは動的な筋収縮様式とする．関節運動を伴わない等尺性収縮は息こらえによるバルサルバ効果が生じやすいため推奨されない．また，運動中に呼吸を止めないよう，ゆっくりと息を吐きながら行う．

　導入初期は低強度で回数を増加させ，その後に負荷強度を漸増させる．特に慢性心不全患者，高齢患者，抑うつ傾向にある患者では，低強度から開始して2週間程度かけて徐々に時間や強度を漸増していくことが望ましい．レジスタンストレーニングの一般的な手順について**表57**にまとめた．

表56 心血管疾患患者に対する有酸素運動実施時の一般的注意点

1. 体調がよい時にのみ運動する.	風邪の症状がある場合は，消失後2日以上経過するまで待つ.
2. 食後すぐに激しい運動をしない.	最低でも2時間は待つ.
3. 水分補給を行う.	運動による発汗で失われる水分量は運動の強度や環境，個々の健康状態によって異なる.
4. 天候に合わせて運動する.	気温が高い場合は熱中症に注意し，適切な水分補給を行う. 同じ気温でも湿度が高いと熱中症のリスクが上がるので注意する.
5. 坂道ではスピードを落とす.	負荷量の増加に注意する.
6. 適切な服装と靴を着用する.	通気性のよい服装を心がける. ウォーキング用の靴を履く.
7. 個人の限界を理解する.	定期的に医師の診察を受け，制限が必要ないか確認する.
8. 適切な運動種目を選択する.	主な運動種目は有酸素持久運動とする. 40歳以上の対象者は衝撃の強い運動を避け，行う場合は低い強度から開始する. ウォームアップとクールダウンを十分行う.
9. 症状に注意する.	次のような症状が出現した場合は医師に相談する. a. 運動中の胸部，腕，首，あごの不快感 b. 運動後の脱力感 c. 運動中の不快感を伴う息切れ d. 運動後または運動中の骨関節の不快感
10. 過負荷のサインに注意する.	次のようなサインに注意する. a. セッションを終了できない. b. 運動中に会話できない. c. 運動後にふらつきや吐き気がある. d. 慢性的な疲労感. e. 不眠症. f. 関節の痛み.
11. ゆっくりと開始し，徐々に強度を上げる.	トレーニングに適応する時間を設ける.

(Fletcher GF, et al. 2001 [57] より作表)

**表57　心血管疾患患者に対するレジスタンストレーニングの
一般的手順**

1. 目的の明確化
2. 適応と禁忌の確認
3. 医師の指示の確認（指示，リスクなど）
4. トレーニングを実施，継続する上で障害となる情報を収集
5. 説明と同意
6. 関節可動域拡大と粗大筋力を確認
7. トレーニングメニューの決定（大きな筋群を選択）
8. 十分な準備運動
9. トレーニングの姿勢，機器を用いる場合は座面やスタートポジションの確認
10. 無負荷（低負荷）で運動方向の確認
11. 負荷強度の決定．最初から過剰な負荷は避ける．
12. 過剰な血圧情報を招く可能性があるため，グリップは軽く握る．
13. 全可動域を通して息止めを避ける．力を入れて錘を上げる際には息を吐く．
14. コントロールされたスピード（6秒程度，中強度でゆっくり）でリズミカルに行う．
15. 肘や膝は完全に伸ばさず，少し余裕を持たせる．
16. 正しいフォームで，活動させる筋を意識する．
17. 1セット10～15回が標準．各運動を2～3セット行う．
18. セット間に適切な休憩を入れる．
19. 血圧と心拍数の反応は活動する筋肉の量と収縮の速さに比例していることを確認．
20. 心イベントの兆候，特にめまい，不整脈，いつもと違う息切れ，狭心症のような不快感が現れたらすぐに中止する．
21. 連続する日を避けて1週間に2～3回実施する．

1.3
その他の運動

高強度インターバルトレーニングについては第3章の「1.2.7 高強度インターバルトレーニング」(p. 25) を，呼吸筋トレーニングと神経筋電気刺激療法については本ガイドラインのオリジナル版 (p. 83 〜 84) を参照されたい.

2.
早期離床とデコンディショニング予防

表58　集中治療室での心臓リハビリテーションの推奨とエビデンスレベル

	推奨クラス	エビデンスレベル	Minds推奨グレード	Mindsエビデンス分類
本格的有酸素トレーニングに入る前のコンディショニングとしてのリハビリテーションを考慮する.	IIa	B	A	I
静注強心薬投与中で血行動態の安定した心不全患者に対して厳重な監視下で低強度レジスタンストレーニングなどを考慮してもよい.	IIb	C	C1	V

2.1
目的

心血管疾患に対する早期離床と院内でのADL拡大の重要性は，健常高齢者における10日間のベッドレストが運動耐容能や骨格筋力を12 〜 13%低下させること[58]，集中治療室における大腿部の筋層厚や周径の低下が在院日数と負の相関関係にあること[59]などからもうかがえる.

ベッドサイド (集中治療室を含む) における心リハは，急性期 (第I相) に相当し，回復期 (第II相) 以降に実施される運動療法

の導入へとつながる.

2.2
適応と禁忌

　集中治療室では各種臓器の機能の改善と全身管理が最優先される.そのため,各種臓器機能が改善傾向にあり,生命危機から脱出していることが積極的な運動開始の条件である.この条件が満たされた際に「早期離床と早期からの積極的な運動」が開始される(**表59**)[29].日本集中治療医学会の「集中治療における早期リハビリテーション～根拠に基づくエキスパートコンセンサス」では,集中治療室でのリハの禁忌が示されている(**表60**)[29].血行動態が不安定で安静時に症状が認められれば,ベッド上の運動は控える.

表59 心血管疾患患者の早期離床やベッドサイドからの積極的運動の開始基準

	指標	基準値
意識	Richmond Agitation Sedation Scale（RASS）	−2≦RASS≦1 30分以内に鎮静が必要であった不穏はない
疼痛	自己申告可能な場合はNRSまたはVAS	NRS≦3またはVAS≦3
	自己申告不能な場合はBPSまたはCPOT	BPS≦5またはCPOT≦2
呼吸	呼吸回数（RR）	<35回/minが一定時間持続
	酸素飽和度（SaO$_2$）	≧90％が一定時間持続
	吸入酸素濃度（FiO$_2$）	<0.6
人工呼吸器	呼気終末陽圧（PEEP）	<10 cmH$_2$O
循環	心拍数（HR）	≧50/minまたは≦120/minが一定時間持続
	不整脈	新たな重症不整脈の出現がない
	虚血	新たな心筋虚血を示唆する心電図変化がない
	平均血圧	≧65 mmHgが一定時間持続
	ドパミンやノルアドレナリンの投与量	24時間以内に増量がない
その他	・ショックに対する治療が施され，病態が安定している. ・自発覚醒法および自発呼吸法が行われている. ・出血傾向がない. ・動く時に危険となるラインがない. ・頭蓋内圧（ICP）<20 cmH$_2$O. ・患者または患者家族の同意がある.	

RASS：リッチモンド不穏（興奮）−鎮静スケール，NRS：数値評価スケール，VAS：視覚的評価スケール，BPS：行動による疼痛スケール，COPT：クリティカルケア疼痛観察ツール
（日本集中治療医学会. 2017[29] より）

表60　集中治療室で早期離床やベッドサイドからの積極的運動を原則行うべきでない場合

1. 担当医の許可がない場合
2. 過度に興奮して必要な安静や従命行為が得られない場合（RASS ≧2）
3. 運動に協力の得られない重篤な覚醒障害（RASS ≦－3）
4. 不安定な循環動態で，大動脈内バルーンパンピング（IABP）などの補助循環を必要とする場合
5. 強心薬や昇圧薬を大量に投与しても血圧が低すぎる場合
6. 体位を変えただけで血圧が大きく変動する場合
7. 切迫破裂の危険性がある未治療の動脈瘤がある場合
8. コントロール不良の疼痛がある場合
9. コントロール不良の頭蓋内圧亢進（≧20 mmHg）がある場合
10. 頭部損傷や頸部損傷の不安定期
11. 固定の悪い骨折がある場合
12. 活動性出血がある場合
13. カテーテルや点滴ラインの固定が不十分，または十分な長さが確保できず，早期離床やベッドサイドからの積極的運動により事故抜去が生じる可能性が高い場合
14. 離床に際し安全性を確保するためのスタッフが揃わない場合
15. 本人または家族の同意が得られない場合

RASS：リッチモンド不穏（興奮）-鎮静スケール
（日本集中治療医学会．2017 [29]）より）

3.
後期回復期

表61　外来心臓リハビリテーションの推奨とエビデンスレベル

	推奨クラス	エビデンスレベル	Minds推奨グレード	Mindsエビデンス分類
冠動脈疾患患者に対し運動耐容能とQOLの改善，心血管死亡と再入院の予防を目的に行う．	I	B	B	II
慢性心不全患者に対し運動耐容能とQOLの改善，再入院予防を目的に行う．	I	B	B	II

　外来通院リハでは多職種スタッフの指導の下で，退院早期から再発予防を目指した運動療法や生活習慣管理を実施することが可能である（包括的心臓リハビリテーション）．入院期間の短期化に伴い，それを補完する外来通院リハの重要性はますます高まってきているといえる．したがって，退院後の外来通院リハ参加へ向けて，限られた時間であっても入院中に十分な動機づけを図ることが重要である．

3.1
運動療法の実際

　わが国では退院後の心リハプログラムとして，監視下の外来通院リハと非監視下の在宅運動療法との併用が標準とされ，退院から保険適用期間（150日間）が終了するまでの回復期が外来通院リハ期間となる．この時期の前半は，多職種スタッフの監視と指導の下，身体機能回復と生活習慣管理を目指し，後半は自立を目指す移行期となる．

3.1.1
運動の様式・時間・強度・頻度

　外来通院リハでの運動様式は施設の規模に影響されるが，有

酸素運動として自転車エルゴメータ，トレッドミル，トラック歩行，エアロビクス体操など，レジスタンストレーニングとして自重負荷，ゴムバンド，ダンベル，筋力トレーニングマシンなど，多くの様式が実施できるよう設備を整え，患者のリスクや併存疾患，希望などに応じて組み合わせる．有酸素運動を基本とするが，筋力低下が著しい症例では低強度レジスタンストレーニングにも十分時間をかける．

運動時間は病状に合わせて漸増し，1日あたりの上限である60分（3単位）を目標に延長し，1週間180分（9単位）を標準とする．

3.1.2
プログラム期間中の変化への対応

急性期病院退院時または後期回復期導入時には，心筋虚血の有無や運動耐容能，運動療法の安全域を評価するために運動負荷試験を実施し，運動処方を決定する．心血管疾患患者への処方として推奨される中強度の運動強度は peak $\dot{V}O_2$ の 40～60％，心拍数予備能の40～60％（Karvonen法のk = 0.4～0.6）である．わが国ではCPXによるAT処方が普及しており，この場合 peak $\dot{V}O_2$ のおよそ40～60％に相当する．また，AT処方は最大下負荷試験でも求められるというメリットがある．

プログラム終了時には再度CPXを施行し，その結果とプログラム期間中の経過をもとに運動処方を見直し，最終の運動処方を決定する．

3.2
疾病管理プログラムとして

近年，慢性疾患患者において再入院予防・QOL改善・医療費削減をめざして，多職種チームが入院中から退院後にわたり，医学的評価・患者教育・生活習慣指導を包括的・計画的に実施する，疾病管理プログラムが注目されている．外来心リハでは医師・看護師・理学療法士・薬剤師・管理栄養士・心理療法士などで構成される多職種チームが，そのまま退院早期から疾病

管理プログラムとしての役割を果たすことが可能である.

3.3
維持期における継続

標準的プログラム期間中(150日間)に十分な指導を受けられなかった症例や,重症心不全で心リハの継続が望ましい症例など,外来通院リハの継続が適切と医学的に判断される場合は,標準的算定日数を超えた維持期においても標準的期間と同様の算定で外来通院リハの継続が可能である.その場合,リハ実施計画書にこれまでの実施状況,当月の患者の状態,今後の実施計画,継続理由を記載する.

3.4
在宅(非監視下)単独の運動療法

わが国での外来心リハプログラムは,外来通院リハと在宅運動療法との併用が標準とされるが,実際には就労や交通アクセスなどさまざまな理由で,外来通院が困難なことが少なくない.テクノロジー発達に伴う遠隔医療の進歩により,在宅(非監視下)単独の運動療法は今後さらに発展する可能性がある.

第7章 栄養と食事療法

1. 栄養評価法

表62 心臓リハビリテーションにおける栄養評価法と生活習慣病に対する介入・指導の推奨とエビデンスレベル

	推奨クラス	エビデンスレベル	Minds推奨グレード	Mindsエビデンス分類
身体計測・測定法や栄養評価ツールを用いて栄養指導を行う.	I	C	C1	III
減量を目的として食事療法と運動療法を併用して行う.	I	A	A	I
1日6g程度の減塩食指導を考慮する.	IIa	C	B	II

1.1 身体計測・測定

栄養評価指標のうち体重は,計測の際の侵襲がなく,最も簡便な指標の一つである.体液バランスの変化は心疾患患者の体重評価を複雑にするため,食事前に測定し,浮腫のない状態でBMI(body mass index)や体重変化率,体組成を測定する.身体計測を用いた栄養評価指標には他に以下のものがある.

① BMI = 体重(kg)/ 身長(m)^2

② 標準体重比:%IBW(% ideal body weight)
   = 現在の体重(kg)/IBW([身長(m)^2] × 22)× 100

③ 体重変化率:%LBW(% loss of body weight)
   = (健常時体重 − 測定時体重)/ 健常時体重 × 100

④ 体組成計測:生体電気インピーダンス法(BIA)など

⑤ 握力

なお，血液中のアルブミン（内臓たんぱく質貯蔵量）による栄養評価は，炎症，体液量増加による血液の希釈など，疾患重症度を反映し，単独では栄養状態を示す指標にならない．

1.2
栄養評価ツール

栄養評価ツールには以下のものがある．それぞれ特徴があるので，利点と欠点を理解して用いる必要がある．

① SGA（Subjective Global Assessment：主観的包括的アセスメント[60]）

② CONUT（Controlling Nutritional Status）[61]

③ GNRI（Geriatric Nutritional Index）[62]

④ MNA®-SF（Mini Nutritional Assessment-Short Form）および MNA®（Mini Nutritional Assessment）[63-65]

⑤ GLIM（Global Leadership Initiative on Malnutrition）基準[66]

1.3
食事摂取量調査と栄養介入

低栄養は食欲不振を契機に食事摂取量が減少し，必要エネルギー量に対して摂取エネルギーが不足することが原因となることが多い．食事摂取量の把握は「24時間思いだし法」や食品摂取頻度調査，食事記録などで把握し，エネルギーや食塩摂取量の過不足を評価する．

低栄養患者に対してエネルギー不足のまま心リハを行うことは，さらなる筋肉の消耗や栄養状態の悪化につながる．栄養介入では不足分のエネルギーを補い，体重や筋肉量などの栄養指標の変化を観察して，次の栄養プランを立案する．

2.
心血管疾患に対する一般的食事療法

心リハにおける栄養管理は，①過栄養の結果である生活習慣

病に対する栄養管理と，②心不全の進行による低栄養に対する栄養強化の2つの面があり，心不全の重症度や生活活動・栄養評価を参考に心リハチーム内で総合的に判断する．生活習慣病を含む心血管疾患患者の体重管理を目標とした栄養管理法を**表63**に示す[67-70]．

2.1
目標体重とエネルギー設定

　栄養評価で体脂肪の過剰を認めた患者に対しては減量を指導する．食事療法または運動療法単独よりも，運動療法＋食事療法併用の方が減量効果はより高く，心リハの目的と合致する．

　心不全患者では浮腫による筋肉量減少が隠れている可能性が高いので，体重だけでエネルギー収支を評価することは避ける．体重変化をグラフ化して可視化すると，栄養指導時の振り返りに活用でき，患者の治療意欲を強化できる．

2.2
たんぱく質と食事パターン（The Japan Diet）

　たんぱく質と脂質は同じ食品に存在することが多く，多すぎても少なすぎても他のエネルギー産生に関連する．「日本人の食事摂取基準」[68]では，フレイルのリスクがある高齢者のたんぱく質摂取量は1.0〜1.5 g/IBW/日，エネルギーの15〜20％である．フレイル・リスクのある心血管疾患患者も同様と考える．

　日本動脈硬化学会[67]は「日本食：The Japan Diet」を推奨している．The Japan Dietのパターンは肉の脂身や動物性脂肪（牛脂，豚脂，バター）の摂取が少なく，大豆，魚，野菜，海藻，きのこ，果物の摂取が多いもので，コホート研究で心血管死のリスクを低下させるとの報告がある[71]．ただし，日本食の特徴は汁物や塩蔵品由来の塩分過剰であるため，日本食を減塩で食べることを推奨している．

2.3
脂質，炭水化物

The Japan Dietでは目標脂質エネルギー比は20〜25％であ

表 63　心血管疾患患者の体重管理を目標とした栄養管理

1) **年齢別目標BMI**（body mass index）	
18〜49歳	18.5〜24.9 kg/m²
50〜64歳	20.0〜24.9 kg/m²
65歳〜	21.5〜24.9 kg/m²
2) **エネルギー設定**〔kcal/日＝IBWまたはABW×身体活動量*〕	
BMI 18.5〜24.9 kg/m²	IBW（目標体重）を用いる 身長m²×年齢別目標BMI
BMI 27.5 kg/m²〜	ABW（調節体重）を用いる 〔（現体重kg－IBW）×0.25〕 ＋IBW
3) **たんぱく質目標****	1.0〜1.5 g/IBW/日　エネルギーの15〜20% 卵・脂肪の多い肉を控え，大豆・大豆加工品や魚を選ぶ
4) **脂質目標**	エネルギーの20〜30%
①飽和脂肪酸	4.5〜7%　脂肪の多い肉・動物脂肪・乳脂肪を避ける
②ω-3（n-3）系多価不飽和脂肪酸	青魚を選ぶ
③トランス脂肪酸	ショートニング・マーガリン使用の菓子類を避ける
④コレステロール	200 mg/日未満　卵・レバーを避ける
5) **炭水化物目標**	エネルギーの50〜60%　食物繊維を増やし砂糖を避ける
	主食は玄米，押し麦，そば，全粒粉パン，雑穀を選ぶ
	野菜・きのこ・海藻・豆類を混合して毎食1〜2品選ぶ
6) **アルコール量**	25 g/日以下
7) **食塩量**	6 g/日未満

＊：軽い労作＝25〜30，ふつうの労作＝30〜35，重い労作＝35〜.
＊＊：慢性腎臓病合併患者は個別に設定.

（日本動脈硬化学会. 2017 [67]，厚生労働省. 2019 [68]，日本肥満学会. 2016 [69]，Krenitsky J, et al. 2005 [70] より作表）

る．脂質は高エネルギーであるため，脂質制限を優先することで摂取エネルギーが減少し，エネルギー制限が成立する．

炭水化物はエネルギー栄養素である糖質と，ほとんどエネルギーを生じない食物繊維からなる．糖質の過剰摂取は中性脂肪増加のリスクを高めるほか，血糖値も上昇させるため，炭水化物エネルギー比は50〜60％とする．

2.4
アルコール，食塩

アルコールは菓子と同様に中性脂肪を増加させやすい．休肝日を設定し，節度を持った飲酒量にとどめる．

血圧を低下させるためナトリウム摂取量を2400 mg（＝食塩相当量として6.0 g）未満にする[20]．

3.
心不全患者への介入，指導

表64　心不全患者の心臓リハビリテーションにおける栄養介入・栄養指導の推奨とエビデンスレベル

	推奨クラス	エビデンスレベル	Minds推奨グレード	Mindsエビデンス分類
心不全患者に対して低栄養と低栄養リスクの評価を行う．	I	C	B	IVa
十分なエネルギー量の摂取・投与（安静時エネルギー消費量22〜24 kcal/kg/日×活動係数）を考慮する．高齢患者では20〜30 kcal/kg/日を目安として，エネルギー摂取・投与不足とならないよう常に留意し，全身状態に合わせた増減を考慮する．	IIa	C	C1	IVb

表64 心不全患者の心臓リハビリテーションにおける栄養介入・栄養指導の推奨とエビデンスレベル（つづき）

	推奨クラス	エビデンスレベル	Minds推奨グレード	Minds エビデンス分類
食欲低下による摂取不足に対して経腸栄養剤の経口摂取の併用を考慮する.	IIa	B	C1	II
腎機能障害に注意して十分なたんぱく質の摂取・投与（1.1 g/kg/日以上）を考慮する. 高齢患者では目標を1.2 g/kg/日以上とする.	IIa	B	C1	II
体重測定・記録の指導と定期的な目標体重の見直しを考慮する.	IIa	C	C1	IVa
高齢心不全患者に対する画一的な塩分制限指導（1日6g未満）の見直しを考慮してもよい.	IIb	C	C1	IVb
終末期の高齢心不全患者に対する予後改善を目的とした積極的な栄養療法は推奨されない.	III No benefit	C	C2	VI

3.1
必要エネルギー量

肥満は心不全発症の危険因子であり，また二次予防として肥満の予防または減量を目的としたエネルギー制限は重要である．一方で，必要エネルギー量に対してエネルギー摂取量が不足すれば低栄養を招く．心不全ステージBとCの成人患者を対象とした観察研究では，安静時エネルギー消費量は22〜24 kcal/kg/日[72]，左心補助人工心臓（LVAD）装着中の重症心不全患者を対象とした観察研究では18 kcal/kg/日であった[73]．安静時エネルギー消費量に活動度を考慮したものが必要エネルギー量と

なる（**表65**）[74].

　高齢の心不全患者では体重減少，るい痩があると予後不良であるため，エネルギー摂取不足とならないよう常に留意し，全身状態に合わせて増減することを推奨する.

　高齢者では若年者と比較して食欲低下によるエネルギー摂取量の減少を起こしやすい. 味覚減退や消化機能低下のほかに，心不全では重症度，炎症，ループ利尿薬の使用，悪液質（カヘキシア）の存在が食欲低下の要因となる. 心不全患者では食欲低下があると予後不良であり，身体機能低下とも関連することが示されている[75].

表65　心不全患者の必要エネルギー摂取量・たんぱく質摂取量の算出

間接熱量計による安静時エネルギー代謝量の測定	心不全ステージ	総エネルギー必要量
可能な場合	NYHA心機能分類 I〜IV度 AHAステージB〜D	安静時エネルギー代謝量×活動係数*
不可能な場合	NYHA心機能分類 I〜IV度 AHAステージB〜D	22〜24 kcal/kg/日 ×活動係数
	重症心不全	18 kcal/kg/日 ×活動係数

＊：座っていることが多い＝1.0〜1.4，低活動＝1.4〜1.6，活動的＝1.6〜1.9，非常に活動的＝1.9〜2.5.
たんぱく質摂取量は1.1〜1.4 g/kgで算出する（慢性腎臓病を有する場合は個々の患者で検討）.
実体重が標準体重（22×身長（m）^{2}）の125%以上の場合の計算式：補正体重（kg）＝（実体重−標準体重）×0.25＋標準体重
（Kuehneman T, et al. 2018 [74]）より改変）

3.2
たんぱく質摂取

　高齢心不全患者で十分な食事摂取が困難である場合には，アミノ酸製剤やアミノ酸を強化した経口補助食品の併用が有用である可能性がある．ESPENのガイドラインでは，心不全を含むすべての急性疾患または慢性疾患を有する高齢者に対して1.2〜1.5 g/kg/日のたんぱく質摂取を推奨している[76-78]．高齢心不全患者に対するたんぱく質摂取量の目標は，少なくとも1.2 g/kg/日以上とし，慢性腎臓病（CKD）の場合には個々の症例によってたんぱく質制限の必要性を検討する．

3.3
体重管理，塩分制限

　心不全患者では毎日体重を測定・記録し，心不全急性増悪の初期症状・身体所見の自己チェックによる早期発見のためのセルフモニタリングへの支援が重要である．目標体重は個々の患者の身体所見と検査結果から総合的に判断する．体重は体液量のみならず栄養状態によっても変動するため，目標体重についても定期的に見直す必要がある．

　わが国のガイドラインでは心不全患者の塩分摂取量を1日6 g未満としているが[20]，症候性の心不全患者における塩分制限が生命予後やQOLを改善するというエビデンスは不足している．高齢者では塩分制限により食欲が低下し，栄養状態が悪化する恐れがある．そのため，個々の症例で塩分制限による効果が低栄養のリスクを上回るかどうかを検討し，食事摂取状況によって厳格な塩分制限は適宜見直すことが望まれる．

第8章
QOLおよび精神心理学的評価と介入

1.
QOLの評価法と指標

表66　心臓リハビリテーションによるQOL改善に関する
　　　推奨とエビデンスレベル

	推奨クラス	エビデンスレベル	Minds推奨グレード	Mindsエビデンス分類
冠動脈疾患患者に対してQOL改善を目的に心臓リハビリテーションを行う.	I	A	A	I
心不全患者に対してQOL改善を目的に心臓リハビリテーションを行う.	I	A	A	I
冠動脈心疾患患者のQOL評価にSF-36を用いることを考慮する.	IIa	A	B	I
心不全患者におけるQOL評価指標としてMinnesota Living with Heart Failure Questionnaire（MLHFQ）を考慮する.	IIa	A	B	I

　健康に直接関連する要因に焦点を当てる保健・医療分野においては，健康関連QOL（HRQOL）が用いられている．QOLの尺度にはさまざまなものがあるが，**表67**に現在までに開発された主な尺度を紹介する.

　冠動脈疾患患者におけるQOL評価については十分なエビデンスが認められており，わが国においても日本語版SF-36 v2®を用いたQOL評価が推奨される.

表67 主な QOL 尺度

名称	尺度の特徴	所要時間
日本語版SF-36 v2® （日本語版 MOS 36-Item Short-Form Health Survey）	36項目からなり，以下の下位尺度がある．a身体機能，b日常役割機能（身体），c体の痛み，d全体的健康感，e活力，f社会生活機能，g日常役割機能（精神），h心の健康の8下位尺度および3コンポーネント：身体的側面のQOLサマリースコア（PCS），精神的側面のQOLサマリースコア（MCS），役割／社会的側面のQOLサマリースコア（RCS）．	10分
日本語版SF-12® （日本語版 MOS 12-Item Short-Form Health Survey）	12項目からなり，下位尺度は日本語版SF-36 v2と同様	2〜3分
日本語版SF-8™ （日本語版 MOS 8-Item Short-Form Health Survey）	8項目からなり，下位尺度は日本語版SF-36 v2と同様	1〜2分
WHOQOL-26 （World Health Organization Quality of Life-26）	26項目からなり，「まったくない」「少しだけ」「多少は」「かなり」「非常に」などの5段階で回答．身体的領域，心理的領域，社会的関係，環境領域の4領域およびQOL全体の下位尺度がある．	10分
日本語版EQ-5D-5L （日本語版 EuroQOL 5 dimensions 5-level）	15項目からなり，移動の程度，身の回りの管理，ふだんの活動，痛み／不快感，不安／抑うつの下位尺度がある．	5分

名称	尺度の特徴	所要時間
Heart QOL （Heart Quality of Life）	14項目からなり，身体的，感情的，QOL全体の下位尺度がある．欧州予防循環器学会（European Association of Preventive Cardiology: EAPC）が開発した．	5分
日本語版MLHFQ （日本語版 Minnesota Living with Heart Failure Questionnaire）	21項目からなり，息切れ，睡眠，疲労，食欲の下位尺度がある．	5分

　心不全患者に対しても心理的サポートや介入プログラムが不安や抑うつの改善，QOL向上，再入院回数抑制などに有効であることが報告されている[79]．慢性心不全患者のQOL評価の有効性については十分なエビデンスがあり，わが国においてもMLHFQなどを用いたQOL評価が推奨される．

2.
精神心理学的評価

表68　心臓リハビリテーションにおける精神心理学的評価（不安・抑うつの評価方法，指標）の推奨とエビデンスレベル

	推奨クラス	エビデンスレベル	Minds推奨グレード	Mindsエビデンス分類
冠動脈疾患患者に対してうつ病のスクリーニングを行う.	I	A	A	I
冠動脈疾患患者の抑うつ症状の評価に PHQ-9 などを用いる.	I	A	A	I
冠動脈疾患患者に対し，うつ病やせん妄の可能性に留意して認知機能を評価することを考慮してもよい.	IIb	A	A	I
心血管疾患患者のパーソナリティ傾向の評価に DS-14 を用いることを考慮してもよい.	IIb	B	B	II

2.1
心血管疾患と抑うつ・不安症状

　抑うつ症状をはじめ精神・心理面でのさまざまな症状は心血管疾患の病状や予後，QOLにも悪影響を与えるため，米国心臓協会（AHA）により，心血管疾患患者におけるうつ病のスクリーニングとうつ病への介入の必要性が提言されている[80]．

　心血管疾患患者の行動特性としては，1959年に定義されたタイプA行動パターンからはじまり，怒り・敵意などの影響が研究され，現在ではタイプD（パーソナリティ傾向）として，その否定的で抑圧型の対処行動が発症要因として注目されている[81]．このタイプは物事をネガティブに捉えやすい一方で，我慢強く，自身の意思を表出しにくいという特徴をもち，日本人

の46.3%が該当するという報告[82]もあり，また心疾患患者がタイプDに該当すると主観的な健康状態が悪いことが報告されている[83]．

2.2
質問紙によるスクリーニング

近年，心リハにおいても，患者の精神・心理面での状態を把握するために，精神症状や認知機能の質問紙によるスクリーニング検査が行われている．

また，実施したスクリーニング検査の結果を患者やその家族にフィードバックすることは，倫理的に求められるだけでなく，患者が自発的に改善を目指す行動にも影響する．うつ病，不安障害，認知症は，質問紙でのスクリーニングのみで確定診断されるものではなく，またこれらの疾患名が患者や家族のさらなる身体的・心理的な負担になる場合もあることを意識したうえで，十分な配慮が必要である．

心リハの現場で使用頻度の高い精神・心理面での心理検査，評価尺度を**表69**にまとめた．

表 69　心臓リハビリテーションでよく使用されている心理検査

PHQ-9	
正式名称	Patient Health Questionnaire for Depression Screening-9
特徴	国際的に広く医療機関などで使用されている，うつ病の診断基準に基づく9問のうつ病のスクリーニング検査. 0〜4点は症状なし，5〜9点は軽度，10〜14点は中等度，15〜19点は中等度〜重度，20〜27点は重度の症状レベルと評価される.
所要時間	5〜7分

PHQ-2	
正式名称	Patient Health Questionnaire for Depression Screening-2
特徴	2問（PHQ-9の最初の2問）で実施できるうつ病のスクリーニング検査. 症状評価は，「全くない＝0点」「数日＝1点」「半分以上＝2点」「ほとんど毎日＝3点」として，2問中のいずれか1問でも1点以上の場合はPHQ-9による再評価が推奨される。また，6点中3点以上で「症状あり」とされることもある.
所要時間	1〜2分

CES-D	
正式名称	Center for Epidemiologic Studies Depression Scale
特徴	米国国立精神保健研究所（NIMH）がSDS，MMPIなどの既存の尺度を参考に取捨選択して作成したうつ病のスクリーニング検査. 質問は20問と少なく，簡便. 16点以上が抑うつ症状あり.
所要時間	10〜15分

HAM-D/HRSD	
正式名称	Hamilton Depression Rating Scale/Hamilton Rating Scale for Depression
特徴	うつ病の重症度の評価尺度. 自己評価式ではなく, トレーニングを受けた医師などの専門家が面接しながら評価する. 0〜7点：正常, 8〜13点：軽症, 14〜18点：中等症, 19〜22点：重症, 23点以上：最重症.
所要時間	10〜20分

BDI/BDI-II	
正式名称	Beck Depression Inventory
特徴	抑うつ症状の有無とその程度の検査. 21項目への回答を各0〜3点で算出し, 63点満点の総得点で評価する. 0〜13点：極軽症, 14〜19点：軽症, 20〜28点：中等症, 29〜63点：重症. *II版はDSM-IV後に改訂されたもの.
所要時間	5〜10分

SDS	
正式名称	Self-rating Depression Scale
特徴	抑うつ状態の評価尺度. 20項目の質問を4段階で自己評価する. 感情, 生理面, 心理面の症状を問う設問から構成され, 全項目中の半数が反転項目. 総計40点未満：抑うつ性乏しい, 40点台：軽度抑うつ性あり, 50点以上：中等度抑うつあり.
所要時間	10〜15分

HADS	
正式名称	Hospital Anxiety and Depression Scale
特徴	身体疾患を有する患者の抑うつ症状や不安症状の検査. 不安と抑うつ, それぞれ7問からなり, 各問0〜3点で総得点を算出する. 0〜7点：症状なし, 8〜10点：疑いあり, 11点以上：症状あり.
所要時間	5〜10分

表69　心臓リハビリテーションでよく使用されている心理検査
（つづき）

GAD-7	
正式名称	Generalized Anxiety Disorder-7
特徴	全般性不安障害（GAD）のスクリーニング検査．7項目からなり，各項，全くない：0点，（2週間のうち）数日：1点，半分以上：2点，ほとんど毎日：3点．症状レベルは総得点で0〜4点：正常，5〜9点：軽度，10〜14点：中等度，15〜21点：重度．
所要時間	5〜7分

DS-14	
正式名称	Type D Scale-14
特徴	心疾患患者に多いとされるタイプD（distress）パーソナリティの尺度．ネガティブ感情（NA）と社会的抑制（SI）の2つからなり，それぞれ7項目で各項0〜4点．NA・SIともに10点以上でType Dと評価．
所要時間	5〜7分

MMSE	
正式名称	Mini-Mental State Examination
特徴	認知症のスクリーニング検査．時間・場所の見当識，3単語の即時再生と遅延再生，計算，物品呼称，文章復唱，3段階の口頭命令，書字命令，文章書字，図形模写の計11項目から構成される．30点満点で，23点以下：認知症疑い，27点以下：軽度認知障害疑い．
所要時間	6〜10分

Mini-Cog	
正式名称	Mini-Cognitive Assessment Instrument
特徴	認知症の簡便なスクリーニング検査．3つの言葉の即時再生と遅延再生，時計描画の3つのテストで構成され，2点以下で認知症疑い．
所要時間	2分

MoCA-J	
正式名称	Japanese version of Montreal Cognitive Assessment
特徴	軽度認知障害のスクリーニング検査. 視空間・遂行機能, 命名, 記憶, 注意力, 復唱, 語想起, 抽象概念, 遅延再生, 見当識からなる. 25点以下で軽度認知障害疑い.
所要時間	10分

TMT	
正式名称	Trail Making Test
特徴	前頭葉機能障害：遂行機能 (注意 /処理速度など) の評価尺度. 注意機能, 数字と文字の認知, 資格探索, 眼球と手の共同運動, 情報処理の速度, 精神活動の柔軟性, 運動能力など多くの機能を評価.
所要時間	15分

3.
心理学的介入・指導

**表70 冠動脈疾患患者の心臓リハビリテーションにおける心理学的
介入・指導の推奨とエビデンスレベル**

	推奨クラス	エビデンスレベル	Minds推奨グレード	Mindsエビデンス分類
抑うつ症状の改善を目的に心臓リハビリテーションを行う.	I	A	A	I
抑うつ症状の改善を目的に抗うつ薬投与と認知行動療法などの心理療法を考慮する.	IIa	B	B	II

3.1
患者とのコミュニケーション

　心血管疾患患者の多くが,「どうすれば元の状態に戻れるのか」などさまざまな不安を抱いている反面, それらを「医療従事者に相談したくない」と考える, アンビバレントな心境にあることが報告されていることから, 自発的に医療従事者に相談し改善に向けて行動する可能性は低いことが予想される. スクリーニング検査などを活用し, そのような心理状態を理解してサポートすることが望ましい.

3.2
抑うつ症状など精神症状への対応

　うつ病患者の約85%に不眠症状が認められている. 不眠症状は意欲や活力を低下させ精神症状を悪化させるなど悪循環を引き起こしやすい. 一般的にうつ病や不安症状への基礎的介入として心理教育, 認知行動療法をはじめとした心理療法, 必要に応じた薬物療法が有用とされている. 心リハなどで実践される運動にも, 心血管疾患, 脳卒中, 糖尿病などのリスクを減少さ

せるのに加え，うつ症状に中程度の効果があるとする報告がある．

3.3 統合的支援（コラボレイティブケア）

　心血管疾患患者の精神・心理症状に対し，精神科医などの専門医療スタッフが不在の場合でも，抑うつ，不安，QOL を改善することができるのがコラボレイティブケア（統合的支援）であり，近年この支援方法の効果についての研究も進められている．心リハというチーム医療の特徴を活かし，多職種がそれぞれの患者教育・支援の中で心理療法などのエッセンスを活かせる環境づくりが必要となる．

第9章　患者教育と疾病管理

1.
患者教育の方法，評価法とエビデンス

表71　心臓リハビリテーションにおける患者教育の
　　　推奨とエビデンスレベル

	推奨クラス	エビデンスレベル	Minds推奨グレード	Mindsエビデンス分類
冠動脈疾患患者に対し健康関連 QOL 改善，心血管死亡と再入院の予防を目的に患者教育を行う．	I	B	B	II
慢性心不全患者に対し健康関連 QOL 改善，再入院予防を目的に患者教育を行う．	I	B	B	II

　心リハにおける教育が患者の生活習慣を改善することも報告されており，近年，個々のヘルスリテラシーを高めていくことの重要性が指摘されている．「ヘルスリテラシー」とは，健康情報を入手してそれを理解・評価し活用するための知識・意欲・能力のことであり，ヘルスリテラシーの評価指標としては，スキルの客観的評価や集団レベルでの評価，自己報告式の評価などが報告されている[84]．

2.
冠危険因子の管理，禁煙指導

表72　心臓リハビリテーションにおける冠危険因子管理と禁煙指導の推奨とエビデンスレベル

	推奨クラス	エビデンスレベル	Minds推奨グレード	Mindsエビデンス分類
禁煙，体重管理，血圧（家庭血圧を含む）・脂質・血糖の管理のために包括的心臓リハビリテーションを行う．	I	A	A	I

　冠危険因子の是正は心リハの目的の一つである．**表73**に各冠危険因子の定義と管理目標値を記す．包括的心リハプログラムは，喫煙率の低下，体重管理，血圧・脂質代謝・耐糖能の改善などに有用である．

表73 心臓リハビリテーションにおける冠危険因子の診断と
管理目標値

冠危険因子	診断基準	管理目標値
高血圧	① 診察室血圧 　≧ 140/90 mmHg ② 診察室外血圧 　家庭血圧≧ 135/85 mmHg 　24時間血圧 　≧ 130/80 mmHg 　夜間血圧≧ 120/70 mmHg ①または②	診察室血圧 冠動脈疾患：130/80 mmHg未満 心不全での収縮期血圧： 左室収縮率保持例130 mmHg未満 左室収縮率低下例110 〜 130 mmHg
脂質異常症	LDL-C ≧ 140 mg/dL HDL-C < 40 mg/dL TG ≧ 150 mg/dL non-HDL-C ≧ 170 mg/dL 上記のいずれか	冠動脈疾患： LDL-C < 100 mg/dL non-HDL-C < 130 mg/dL HDL-C ≧ 40 mg/dL TG < 150 mg/dL 急性冠症候群の既往，家族性高コレステロール血症，糖尿病併発例では LDL-C < 70 mg/dL，non-HDL-C < 100 mg/dL
糖尿病・耐糖能異常	① 空腹時血糖≧ 126 mg/dL ② 随時血糖≧ 200 mg/dL ①または②かつ 　HbA1c ≧ 6.5% 耐糖能異常　空腹時 110 mg/dL以上または糖負荷後2時間血糖 140 mg/dL以上	HbA1c < 7.0% 65歳以上の高齢者では認知機能やADLの低下，低血糖リスクを考慮して 8.0 〜 8.5%未満

冠危険因子	診断基準	管理目標値
肥満・メタボリックシンドローム	腹囲　男性≧85 cm，女性≧90 cm 上記に加え下記の2項目以上 ① 空腹時 TG≧150 mg/dL または HDL-C≦40 mg/dL ② 収縮期血圧≧130 mmHg または拡張期血圧≧85 mmHg ③ 空腹時血糖≧110 mg/dL	左記の是正 BMI＜25 kg/m²
慢性腎臓病	① 尿検査，画像診断，血液，病理で腎障害の存在が明らか，特に 0.15 g/gCr以上の蛋白尿（30 mg/gCr以上のアルブミン尿） ② 糸球体濾過量（GFR）60 mL/min/1.73m²未満 ①②のいずれかまたは両方が3ヵ月以上持続する状態	eGFR ≧60 mL/min/1.73m²
身体不活動	エネルギー消費量が1.5 MET以下の座位や臥位での覚醒行動の時間が長い	
喫煙	紙巻きたばこ，葉巻，電気加熱式たばこ，電子たばこ	禁煙・受動喫煙の回避

BMI: body mass index，HDL-C: HDLコレステロール，LDL-C: LDLコレステロール，non-HDL-C: 総コレステロール－HDL-C，TG: 中性脂肪，推算GFR（eGFR）＝194×Cr$^{-1.094}$×年齢$^{-0.287}$×1（女性の場合は×0.739）．空腹時とは10時間以上の絶食状態での採血を指す．

3.
心不全の自己管理と生活指導

表74 心不全患者の心臓リハビリテーションにおける自己管理・生活指導の推奨とエビデンスレベル

	推奨クラス	エビデンスレベル	Minds推奨グレード	Mindsエビデンス分類
セルフケアを向上させるための教育・支援を行う.	I	A	A	I
社会資源を活用する.	I	A	A	I
禁煙指導を行う.	I	C	B	IVb
運動指導を行う.	I	B	B	II
節酒指導を考慮する.	IIa	C	C1	VI
減塩指導を考慮する.	IIa	C	C1	VI
適切なカロリー摂取の指導を考慮する.	IIa	C	C1	VI
感染予防とワクチン接種の指導を考慮する.	IIa	C	B	IVb
睡眠指導を考慮してもよい.	IIb	B	C1	II

　心不全の自己管理(セルフケア)とは,症状の悪化なく安定した状態を維持するために必要なあらゆる生活活動について決断してゆくプロセスを意味する.心不全症状を積極的に管理せずに放置することは,心不全の急性増悪を招き死亡に至るリスクを高める.心不全症状の気づきと適切な対処法についての患者教育が重要である.

　具体的には,**表75**にある項目について,心不全の重症度,合併疾患,患者のヘルスリテラシー,患者の価値観,患者をと

表75　心不全患者の心臓リハビリテーションにおける患者教育・生活指導

疾患に関する知識
- 定義，原因，症状，病状経過・重症度の評価（検査内容）
- 増悪の誘因，合併疾患
- 冠危険因子（加齢，家族歴，喫煙習慣，高血圧，肥満，耐糖能異常，糖尿病，高LDLコレステロール血症，高中性脂肪血症，低HDLコレステロール血症，メタボリックシンドローム，精神的・身体的ストレス，身体活動不足）

セルフモニタリング
- 患者自身が症状モニタリングを実施することの必要性・重要性
- セルフモニタリングのスキル，患者手帳の活用（体重測定・家庭血圧測定・自己検脈）
- 症状増悪時の対応（医療者へ連絡をとるタイミング，利尿薬・水分の自己調整，胸痛時のニトログリセリンの使用方法など）

服薬
- 薬剤名，薬効，服薬方法，副作用
- 発現率の高い薬剤副作用についての理解と医療者へ連絡をとるタイミング
- 処方どおりに服用することの重要性

デバイス治療・経皮的または開胸術後
- 治療の適応，目的，重要性，効果の理解

栄養
- 過度の水分摂取の危険性，低ナトリウム血症を呈する重症心不全患者における飲水制限（1.5〜2 L，高温多湿の環境や嘔気・嘔吐時には水分摂取量を増加させる）
- 1日6g程度の減塩を基本に個々の患者に適した塩分摂取量を設定
- 体重管理と適切なカロリー摂取・たんぱく質の摂取による低栄養の予防（p.107，**表65**参照）
- 適正体重の維持
- 過度のアルコール摂取の危険性
- 加工食品の摂取制限

運動
- 定期的な運動の実施と方法

ストレスマネジメント
- ストレス解消法，瞑想，孤独・孤立の回避，介護者・医療者による心のケア

表75 心不全患者の心臓リハビリテーションにおける患者教育・生活指導 （つづき）

入浴
- 適温（40〜41℃），10分程度，鎖骨下までの深さでの入浴，高温サウナ浴の危険性

睡眠
- 睡眠に関する知識，適切な睡眠の重要性

性生活
- 性生活の注意，避妊の必要性の有無など

喫煙，嗜好品
- 禁煙，麻薬の危険性

感染予防
- 感染予防の知識，インフルエンザ・肺炎のワクチン接種

口腔・歯の衛生
- 歯周病の予防と治療

排泄
- 便秘の予防と治療

骨関節疾患
- 骨関節疾患と運動時の注意点

復職
- 仕事量，仕事内容の調整，長時間労働の回避，職場の理解と協力の必要性，休息の必要性

旅行・余暇活動・自動車運転
- 旅行中の注意事項（服薬管理，環境に応じた飲水量の調整，適切な身体活動量）
- 薬物性の日光過敏症（例：アミオダロン）
- 高地における低酸素血症
- 外国旅行では内服薬を一般名で表記したリストとともに持参すること
- 運転時の注意事項，植込み型除細動器・補助人工心臓植込み術後の運転の制限

社会資源の活用
- 身体障害，更生医療，介護保険制度の適用について

一次救命処置
- 心肺停止時の一次救命処置法についての介護者への指導

りまく環境を考慮しつつ，患者またはその家族や介護者に対して退院時および退院後も継続的に教育・指導を行うことが推奨される.

　しかしながら，さまざまな知識を習得してもセルフケアが向上しない患者がいる. 一つの原因として，心不全症状の自覚が難しいという問題が挙げられる. また，知識の習得度とセルフケア行動の間には解離があることが知られている. セルフケアを向上させ持続させるには，知識だけでなく，自己の成功体験や他者の体験談などを通じて自己効力感（セルフエフィカシー）を得られることが重要と考えられている.

4.
外来心臓リハビリテーションでの疾病管理

表76　外来心臓リハビリテーションにおける疾病管理の
　　　推奨とエビデンスレベル

	推奨クラス	エビデンスレベル	Minds推奨グレード	Mindsエビデンス分類
慢性心不全患者に対して，多職種チームによる疾病管理を行う.	I	B	A	II
冠動脈疾患患者に対して，多職種チームによる疾病管理を行うことを考慮する.	IIa	B	B	III

　疾病管理プログラムとは，診療ガイドラインに基づく標準的医療や患者教育により，再入院の抑制を含む予後改善を目指す体系的なプログラムである. 外来心リハは運動療法を中心に，服薬指導，食事指導，生活活動指導，カウンセリング，冠危険因子の是正，急性増悪因子の管理を行う疾病管理プログラムでもある.

　心リハスタッフは外来心リハ（後期回復期心リハ）の導入時に，冠危険因子，心機能，運動耐容能の評価を行い，また患者

と一緒に心リハの目的の確認を行うとともに，生活習慣に関する情報収集と評価，相談・支援・指導を実施する．毎回の心リハ外来受診時には，運動前後と運動中の身体症状などのセルフモニタリングと日常生活についての教育的支援を行う（p. 48の**図5**参照）．

第10章　運営に関する課題

1.
参加率と継続率

　心リハへの参加を妨げる要因としては，担当医が心リハへの参加を勧めない，患者への説明の時間が入院中に十分とれない，リハ施設までのアクセス不良，費用の問題，時間がとれないなどが挙げられている．加えて，女性，高齢者，併存疾患がある患者，低収入・未婚・失業中の患者や社会的支援を得られない患者も，参加率は低い．

　アドヒアランスを下げる要因としては，併存疾患の存在，女性，高齢，リハ施設までのアクセス不良，費用の問題などがある．具体的な介入方法としては，非監視下心リハの組み込み，参加に対する報酬，自己負担の軽減，多くの患者が同時に参加できるような環境整備などが挙げられる．

2.
地域連携

表77　心臓リハビリテーションにおける地域連携の
　　　推奨とエビデンスレベル

	推奨クラス	エビデンスレベル	Minds推奨グレード	Mindsエビデンス分類
急性期心臓リハビリテーション終了後の地域連携を考慮する．	IIa	C	C1	V

　心リハにおける地域連携の目的と成果，ネットワーク化については本ガイドラインのオリジナル版を参照されたい．
　心リハ独自の地域連携モデルとして「ジャパンハートクラブ」

（JHC）が挙げられる．2004年に設立された特定非営利活動法人（NPO）で，心リハや運動療法の有用性・必要性についての啓発，指導者の育成，地域型プログラム・メディックスクラブの運営を行っている[85]．健康増進施設や医療施設，学校の体育館，企業の研修室などを借用し，JHCから派遣された2名以上の運動指導員（心臓リハビリテーション指導士を含む）が教室形式で運動療法を指導する．

3.
職種間連携

表78　心臓リハビリテーションにおける職種間連携の推奨とエビデンスレベル

	推奨クラス	エビデンスレベル	Minds推奨グレード	Mindsエビデンス分類
医師，看護師，理学療法士または作業療法士およびその他も含めた多職種チームにより行う．	I	C	A	III

3.1
チーム医療を構成する職種

心リハの構成要素，それらに関わるスタッフの職種とその役割分担を**表79**に示す．多職種の専門家によるチーム医療を形作ることが理想である．

日本心臓リハビリテーション学会では2000年より心臓リハビリテーション指導士制度を策定，運用している．これは，心リハに携わる者の知識を標準化し，職域にとらわれずに心リハを行えるようにするためである．すでに資格取得者は5800人を超え（2021年3月時点），資格取得後のスキルアップセミナーも開催されている．

チーム医療を単なる専門職の集団とは異なる質の高い協働体

表79　心臓リハビリテーションに携わるスタッフの役割分担

	役割	職種
施設長	施設の経営・運営 管理責任	循環器科医師
運動療法	運動プログラム作成 運動指導者への指導	理学療法士，作業療法士，看護師，健康運動指導士など運動指導者
	運動プログラム実施	理学療法士，作業療法士，看護師健康運動指導士など運動指導者
食事療法	食事指導	管理栄養士，看護師
服薬	服薬指導	薬剤師，看護師
コンサルテーション	禁煙指導 ストレス管理などの指導	看護師 臨床心理士/公認心理師など
	社会資源の活用	ソーシャルワーカー
検査	冠危険因子の検査 心肺運動負荷試験の実施	臨床検査技師

に高めていくためには，定期的な多職種カンファレンスが必須となる．

3.2
患者教育と医療連携

　心血管疾患の再発を予防しQOLを維持するためには，疾患について十分に理解したうえでの，包括的な管理がきわめて重要である．特に患者自身の疾患についての理解や自己管理が重要であり，そのためには多職種介入によるわかりやすく実行可能な患者教育が重要となる．

　また，かかりつけ医との医療連携においては，地域医療連携クリニカルパスなどによる患者情報の共有と，在宅を含めた地

域完結型の医療システムの構築が期待されており，リハスタッフにおいても連携マネージャー（キーパーソン）として活躍することが必要となってきている．心リハは特に外来通院型においてその普及度に問題があるが，在宅心リハの有用性なども報告されてきており，今後在宅を含めた包括的管理システムの構築が望まれる．

第11章　課題と展望

1.
回復期病棟

　地域包括ケア病棟では，リハビリテーション料が入院基本料に包括されるため，機能を維持しながら介護負担の軽減と在宅支援に時間を要する症例に適する．一方，回復期リハ病棟は，対象疾患が定められており，主に高いリハ効果が望める脳血管疾患や運動器疾患の術後患者の長期入院が可能であるが，心リハの対象疾患が含まれず，心血管病患者は急性期診療後の廃用症候群に対するリハが算定可能な対象のみとなる．

　入院中における包括的心リハ実施には再入院や長期予後の改善効果が認められたとする観察研究がある[86, 87]．また小規模の報告ではあるが，回復期リハ病棟においても多職種連携により十分な運動療法や患者・家族への教育が実施可能であり，外来心リハへ参加可能となるような運動耐容能やQOLの改善が示されている[88, 89]．

2.
在宅医療

2.1
訪問リハビリテーション

　訪問リハビリテーションとは，在宅療養を行っている患者または要介護者で通院が困難な者に対し，医師の指示に基づく計画的な医学管理を行い，理学療法士，作業療法士または言語聴覚士が居宅を訪問して実施するサービスである．訪問リハの目標は「生活機能が低下した者に対するADL・手段的ADL（IADL）の維持・向上」と「社会参加への支援」であり，これに加えて「緩和・終末期ケア」においても重要な役割が期待さ

れる.

2.2 心不全患者の訪問リハビリテーション

表80に心不全の訪問リハの構造を包括的に示す.医学的管理,身体機能・活動,心理的・社会的健康,ライフスタイル・リスク管理,家族介護支援と,その構成要素は多岐にわたり,それぞれに対して目的をもった関わりが求められる.特に訪問リハにおいて特徴的な介入として,運動療法,セルフケア支援,環境調整,家族介護支援が挙げられる.

2.2.1 運動療法,セルフケア支援

日常生活維持や転倒予防のためにも,症状や身体機能に合わせたレジスタンストレーニングや持久力運動などの運動療法が

表80 心不全の訪問リハビリテーションの構造

構成要素	目的	介入内容	効果指標
医学的管理	心不全増悪予防緩和ケア	心不全モニタリング症状緩和	**改善・向上** ・活動量 ・身体機能 ・運動耐容能 ・ADL ・QOL
身体機能・活動	身体的フレイル運動耐容能向上	運動療法・生活動作練習環境調整	**低下・減少** ・心血管イベント ・再入院 ・死亡率 ・転倒 ・不安,抑うつ ・コスト資源 ・介護負担
心理的・社会的健康	社会的フレイル予防抑うつ・不安の軽減	社会参加支援行動療法・カウンセリング	
ライフスタイル・リスク管理	活動量の調整適切な生活習慣	過活動・低活動の改善セルフケア支援(服薬,食事,睡眠)	
家族介護支援	介護負担軽減	介助方法伝達社会資源調整	

重要である

　患者やその家族が適切なセルフケアを行えているかどうかを評価することも，訪問リハの役割である．適切な症状モニタリングを行えているか，食事や服薬は適切に行えているかを確認し，不十分な場合は栄養士へのコンサルテーション，薬剤師による訪問服薬指導の導入なども活用し，チームでセルフケアを促進する．

2.2.2
環境調整，家族介護支援

　食事，排泄，入浴，階段昇降など日常生活基本動作について過剰な負担になっていないか，より効率的な環境や動作方法はないか，転倒の危険がないか，といった視点で生活環境を評価し，必要に応じて福祉用具や社会支援の導入を提案する．

　訪問リハの対象の多くは家族介護者が存在する．特に心不全患者の場合，食事内容の調整や服薬管理など，介護者がセルフケアのほとんどを代行している場合もあるため，訪問時にその介護負担を評価することも重要である．

2.3
地域での展望

　高齢心不全患者が増えたことから，地域でのリハ介入が必要な患者は次の2つに大別されると考える．重度心疾患を抱えながらも通院可能な自立している群と，日常生活の適応度が低く通院困難な群である．前者の場合に対しては，①病院からのシームレスなリハ継続，②地域コミュニティを巻き込んだ心不全ケアチームを中心とした集団での包括的リハが必要となる．また，後者の群には，在宅レベルでのリハが必要である．さらに，今後は植込型の補助人工心臓（VAD）装着患者に対する長期在宅治療に関しても，在宅リハの活躍が期待される．

3.
緩和ケア

　緩和ケアにおける心リハは,最期まで尊厳をもって人生をまっとうするために必要な支援の一つである.患者本人の意向に沿った,本人らしい人生の最終段階における医療・ケアを実現するためには,アドバンスケアプランニング(ACP)を繰り返すことが重要である.心リハは患者との対話の場として貴重であり,そこで患者に接する医療従事者は,単なる身体活動の指導者ではなく,意思決定を支える存在としての自覚が求められる.

4.
地域包括ケアシステム

　「地域包括ケアシステム」とは高齢者が可能なかぎり住みなれた地域で,その有する能力に応じ,自立した日常生活を営むことができるよう,医療・介護・介護予防・住まいおよび自立した日常生活の支援が包括的に確保される体制とされている.

　2019年12月に施行された「脳卒中・循環器病対策基本法」(正式名称:健康寿命の延伸等を図るための脳卒中,心臓病その他の循環器病に係る対策に関する基本法)により,地域での循環器医療提供体制の再構築が進められる.心リハの意義を地域包括ケアシステムに関わる多職種・多業種から地域住民にまで広く浸透させてゆくために,心リハの専門家にとっては病院から地域へ出向いて交流することが課題となる.

5.
遠隔医療

表81　対象を選んで行う遠隔心臓リハビリテーションの
　　　　推奨とエビデンスレベル

	推奨クラス	エビデンスレベル	Minds推奨グレード	Mindsエビデンス分類
心疾患の予後を改善する目的で遠隔心臓リハビリテーション導入を考慮する.	IIa	B	B	II
運動耐容能を改善する目的で導入を考慮する.	IIa	B	B	II
冠動脈疾患の危険因子を改善する目的で導入を考慮する.	IIa	B	B	II

注) 遠隔心臓リハビリテーションは従来の外来通院型と同等の総医療費抑制効果があることが示されている.

　外来心リハへの参加を妨げる大きな要因として,「心リハ施設へのアクセスや時間の障壁」がある. 欧米では患者が単独で自宅での運動療法を行う在宅心リハが, 通院型の代替手段として提唱されている. さらに2000年以降, 情報通信技術（ICT）を基盤とする, インターネットを用いた双方向通信や生体情報管理を含めた遠隔心リハが普及しつつある. 心疾患の状況や運動負荷試験による効果が確認され, 運動処方どおりの運動療法を実施できるのであれば, 在宅心リハの効果や安全性は外来通院型心リハと同等と考えられる.

　今後の課題として, より正確な運動強度の設定や運動プログラム, 実施状況の確認が重要で, 在宅での運動器具やセンサー, 双方向の通信手段が必要になる. わが国では一部の企業やNPO法人により在宅心リハ遠隔モニタリングシステムが開発されており（図8）, 今後のさらなるエビデンスが期待される.

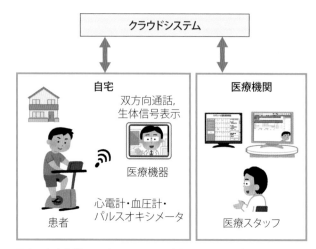

図8　在宅心臓リハビリテーション遠隔モニタリングシステムの構成イメージ

6.
経済的評価，診療報酬制度

　心リハの医療経済的評価，診療報酬制度については，本ガイドラインのオリジナル版（p. 122〜126）を参照されたい．

文献

1. Minds診療ガイドライン選定部会 監修. 福井次矢, 他. Minds診療ガイドライン作成の手引き 2007. 医学書院 2007.
2. 小島原典子, 他. Minds診療ガイドライン作成マニュアル 2017. 日本医療機能評価機構 2016.
3. 日本心臓リハビリテーション学会. 日本心臓リハビリテーション学会ステートメント：心臓リハビリテーションの定義. http://www.jacr.jp/web/about/statement/
4. Izawa H, et al. Japanese Association of Cardiac Rehabilitation Standard Cardiac Rehabilitation Program Planning Committee. *Circ J* 2019; 83: 2394-2398. PMID: 31708554
5. 日本循環器学会. 心血管疾患におけるリハビリテーションに関するガイドライン（2012年改訂版）. https://www.j-circ.or.jp/cms/wp-content/uploads/2012/11/JCS2012_Nohara.pdf
6. Itoh H, et al. Committee on Exercise Prescription for Patients (CEPP) Members. *J Cardiol* 2013; 61: 71-78. PMID: 23182944
7. Ashikaga K, et al. Committee on Exercise Prescription for Patients (CEPP) Members. *J Cardiol* 2021; 77: 57-64. PMID: 32768174
8. 難病情報センター. 特発性拡張型心筋症（指定難病57）. https://www.nanbyou.or.jp/entry/3986
9. Arena R, et al. *Am Heart J* 2004; 147: 354-360. PMID: 14760336
10. Tsurugaya H, et al. *Circ J* 2006; 70: 1332-1336. PMID: 16998269
11. Chen LK, et al. *J Am Med Dir Assoc* 2020; 21: 300-307. PMID: 32033882
12. Fried LP, et al. Cardiovascular Health Study Collaborative Research Group. *J Gerontol A Biol Sci Med Sci* 2001; 56: M146-M156. PMID: 11253156
13. Walston J, et al. *J Am Geriatr Soc* 2006; 54: 991-1001. PMID: 16776798
14. Xue QL, et al. *J Gerontol A Biol Sci Med Sci* 2008; 63: 984-990. PMID: 18840805
15. Singh M, et al. *Eur Heart J* 2014; 35: 1726-1731. PMID: 24864078
16. Borg GA. *Exerc Sport Sci Rev* 1974; 2: 131-153. PMID: 4466663
17. Fletcher GF, et al. *Circulation* 2013; 128: 873-934. PMID: 23877260
18. Williams MA, et al. *Circulation* 2007; 116: 572-584. PMID: 17638929
19. 診療点数早見表 2020年4月版. 医学通信社 2020.
20. 日本循環器学会, 日本心不全学会. 急性・慢性心不全診療ガイドライン（2017年改訂版）. https://www.j-circ.or.jp/cms/wp-content/uploads/2017/06/JCS2017_tsutsui_h.pdf
21. 日本循環器学会. 慢性冠動脈疾患診断ガイドライン（2018年改訂版）.

https://www.j-circ.or.jp/old/guideline/pdf/JCS2018_yamagishi_tamaki.pdf

22. 日本循環器学会. 循環器疾患診療実態調査報告書（2017年度実施・公表）. http://www.j-circ.or.jp/jittai_chosa/jittai_chosa2016web.pdf

23. Ishihara M, et al. J-MINUET investigators. *Circ J* 2015; 79: 1255-1262. PMID: 25912696

24. Balady GJ, et al. *J Cardiopulm Rehabil Prev* 2007; 27: 121-129. PMID: 17558191

25. Kamiya K, et al. *Circ Heart Fail* 2020; 13: e006798. PMID: 32986957

26. 後藤葉一. *Heart View* 2014; 18: 520-527.

27. Hillis LD, et al. *J Am Coll Cardiol* 2011; 58: e123-e210. PMID: 22070836

28. Butchart EG, et al. *Eur Heart J* 2005; 26: 2463-2471. PMID: 16103039

29. 日本集中治療医学会早期リハビリテーション検討委員会. 日集中医誌 2017; 24: 255-303.

30. Pollock ML, et al. *Circulation* 2000; 101: 828-833. PMID: 10683360

31. Pollock ML, et al. *Med Sci Sports Exerc* 1998; 30: 975-991. PMID: 9624661

32. 日本体力医学会体力科学編集委員会 監訳. 運動処方の指針：運動負荷試験と運動プログラム（原著第8版）. 南江堂 2011: 214-231.

33. Gorlitzer M, et al. *Interact Cardiovasc Thorac Surg* 2010; 10: 714-718. PMID: 20103509

34. Origuchi H, et al. *Circ J* 2020; 84: 427-435. PMID: 32037378

35. Karjalainen J, et al. *BMJ* 1998; 316: 1784-1785. PMID: 9624065

36. Chaddha A, et al. *Circulation* 2014; 130: e140-e142. PMID: 25311622

37. Trimarchi S, et al. International Registry of Acute Aortic Dissection (IRAD) Investigators. *Circulation* 2010; 122: 1283-1289. PMID: 20837896

38. Patel AY, et al. *Ann Cardiothorac Surg* 2014; 3: 368-374. PMID: 25133099

39. Niino T, et al. *Circ J* 2009; 73: 264-268. PMID: 19106462

40. Spanos K, et al. *Eur J Vasc Endovasc Surg* 2018; 55: 755-756. PMID: 29615314

41. Gerhard-Herman MD, et al. *Circulation* 2017; 135: e686-e725. PMID: 27840332

42. McDermott MM. *J Vasc Surg* 2017; 66: 1612-1620. PMID: 28874320

43. Treat-Jacobson D, et al. *Circulation* 2019; 139: e10-e33. PMID: 30586765

44. 日本循環器学会. 末梢閉塞性動脈疾患の治療ガイドライン（2015年改訂版）. https://www.j-circ.or.jp/old/guideline/pdf/JCS2015_miyata_h.pdf

45. Norgren L, et al. TASC II Working Group. *Eur J Vasc Endovasc Surg* 2007; 33 Suppl: S1-S75. PMID: 17140820

46. Pymer S, et al. *J Vasc Surg* 2019; 70: 2076-2087. PMID: 31257120

47. Cornelis N, et al. *Eur J Vasc Endovasc Surg* 2019; 58: 75-87. PMID: 31153735

48. Lundgren F, et al. *Ann Surg* 1989; 209: 346-355. PMID: 2647051

49. Dalal HM, et al. *Eur J Prev Cardiol* 2019; 26: 262-272. PMID: 30304644

50. Tanaka S, et al. *J Card Fail* 2018; 24: 723-732. PMID: 30010026

51. Kamiya K, et al. *JCSM Clin Rep* 2017; 2: 1-13.

52. Ansai JH, et al. *Geriatr Gerontol Int* 2016; 16: 492-499. PMID: 25868484

53. Priori SG, et al. *Heart Rhythm* 2013; 10: 1932-1963. PMID: 24011539

54. Pahl E, et al. *Pediatr Transplant* 2000; 4: 268-272. PMID: 11079265

55. Tegtbur U, et al. *J Heart Lung Transplant* 2005; 24: 270-274. PMID: 15737752

56. Young JB, et al. *J Am Coll Cardiol* 1993; 22: 31-41. PMID: 8509556

57. Fletcher GF, et al. *Circulation* 2001; 104: 1694-1740. PMID: 11581152

58. Kortebein P, et al. *J Gerontol A Biol Sci Med Sci* 2008; 63: 1076-1081. PMID: 18948558

59. Gruther W, et al. *J Rehabil Med* 2008; 40: 185-189. PMID: 18292919

60. Detsky AS, et al. *JPEN J Parenter Enteral Nutr* 1987; 11: 8-13. PMID: 3820522

61. Ignacio de Ulíbarri J, et al. *Nutr Hosp* 2005; 20: 38-45. PMID: 15762418

62. Bouillanne O, et al. *Am J Clin Nutr* 2005; 82: 777-783. PMID: 16210706

63. Vellas B, et al. *J Nutr Health Aging* 2006; 10: 456-463; discussion 463-465. PMID: 17183418

64. Rubenstein LZ, et al. *J Gerontol A Biol Sci Med Sci* 2001; 56: M366-M372. PMID: 11382797

65. Guigoz Y. *J Nutr Health Aging* 2006; 10: 466-487. PMID: 17183419

66. Cederholm T, et al. GLIM Core Leadership Committee. *Clin Nutr* 2019; 38: 1-9. PMID: 30181091

67. 日本動脈硬化学会. 動脈硬化性疾患予防ガイドライン 2017年版. ナナオ企画 2017: 61-77.

68. 厚生労働省.「日本人の食事摂取基準（2020年版）」策定検討会 資料. https://www.mhlw.go.jp/content/10904750/000586553.pdf［2020年12月閲覧］

69. 日本肥満学会. 肥満治療ガイドライン 2016. ライフサイエンス出版 2016.

70. Krenitsky J. *Nutr Clin Pract* 2005; 20: 468-473. PMID: 16207686

71. Shimazu T, et al. *Int J Epidemiol* 2007; 36: 600-609. PMID: 17317693

72. Aquilani R, et al. *J Am Coll Cardiol* 2003; 42: 1218-1223. PMID: 14522484

73. Yost G, et al. *Nutr Clin Pract* 2015; 30: 690-697. PMID: 26024679

74. Kuehneman T, et al. *J Acad Nutr Diet* 2018; 118: 2331-2345. PMID: 29759644

75. Saitoh M, et al. *ESC Heart Fail* 2017; 4: 448-457. PMID: 28960880

76. Volkert D, et al. *Clin Nutr* 2019; 38: 10-47. PMID: 30005900

77. Deutz NE, et al. *Clin Nutr* 2014; 33: 929-936. PMID: 24814383

78. Bauer J, et al. *J Am Med Dir Assoc* 2013; 14: 542-559. PMID: 23867520

79. Molloy GJ, et al. *Eur J Cardiovasc Prev Rehabil* 2006; 13: 381-387. PMID: 16926668

80. Lichtman JH, et al. *Circulation* 2014; 129: 1350-1369. PMID: 24566200

81. Denollet J, et al. *Lancet* 1996; 347: 417-421. PMID: 8618481

82. Kasai Y, et al. *PLoS One* 2013; 8: e77918. PMID: 24147099

83. Versteeg H, et al. *Eur J Prev Cardiol* 2012; 19: 1373-1380. PMID: 21965518

84. Health Literacy Tool Shed: A database of health literacy measures. https://healthliteracy.bu.edu/［2019年8月30日閲覧］

85. ジャパンハートクラブ. http://www.npo-jhc.org/

86. Scalvini S, et al. *Eur J Prev Cardiol* 2019; 26: 808-817. PMID: 30813817

87. Kanazawa N, et al. *BMJ Open* 2020; 10: e039096. PMID: 32994256

88. Morisawa T, et al. *Heart Vessels* 2017; 32: 1220-1226. PMID: 28451835

89. 礒良崇, 他. リハビリテーション病院における心リハ連携. 心臓リハビリ 2015; 20: 333-337.

本ポケット版は「2021年改訂版 心血管疾患におけるリハビリテーションに関するガイドライン」(オリジナル版, 2021年8月31日更新)にもとづき作成した。

ポケット版 2021年改訂版
心血管疾患におけるリハビリテーションに関する
ガイドライン

2021年9月22日 発行

編集	一般社団法人 日本循環器学会
	特定非営利活動法人 日本心臓リハビリテーション学会
ポケット版監修	牧田 茂
発行	ライフサイエンス出版株式会社
	〒105-0014 東京都港区芝3-5-2
	TEL 03-6275-1522 (代)　FAX 03-6275-1527
印刷所	大村印刷株式会社

Printed in Japan
ISBN 978-4-89775-437-6 C3047

「循環器病ガイドラインシリーズ」ポケット版

「循環器病ガイドライン」の
エッセンスをコンパクトに
まとめたポケット版。
多忙な日常診療の合間に
手軽に活用できるように
図表を中心にわかりやすく
編集されています。

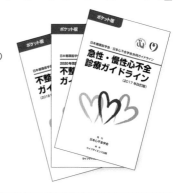

不整脈非薬物治療ガイドライン
（2018年改訂版／2021年フォーカスアップデート版）

編集：日本循環器学会／日本不整脈心電学会

定価：1,320円（本体1,200円＋税）
ISBN：978-4-89775-432-1
刊行：2021年5月

2020年改訂版
不整脈薬物治療ガイドライン

編集：日本循環器学会／日本不整脈心電学会

定価：1,320円（本体1,200円＋税）
ISBN：978-4-89775-431-4
刊行：2021年3月

急性・慢性心不全診療ガイドライン
（2017年改訂版）

編集：日本循環器学会／日本心不全学会

定価：990円（本体900円＋税）
ISBN：978-4-89775-368-3
刊行：2018年3月